SV

Heinz Helle

Die Überwindung der Schwerkraft

Roman

Suhrkamp

Der Autor dankt dem Deutschen Literaturfonds, der die Arbeit an diesem Roman mit einem Stipendium unterstützt hat.

Erste Auflage 2018

Druck: CPI – Ebner & Spiegel, Ulm
Printed in Germany
ISBN 978-3-518-42823-8

Die Überwindung der Schwerkraft

Bald bin ich so alt, wie mein Bruder war, als er starb. Vielleicht denke ich deshalb in letzter Zeit wieder öfter an ihn, an die Jahre, als seine Krankheit langsam unübersehbar wurde und wir uns zunächst etwas näherkamen, bis wir uns plötzlich verloren. Es ist für mich nicht ganz leicht, zu begreifen, was damals geschah zwischen uns und warum es mir trotz der Vertrautheit, die ich spürte, wenn wir zusammen waren, so schwerfiel, ihm zu widersprechen. Auch heute, nach mehr als sieben Jahren, kommt mir sein Tod seltsam irreal vor, und obwohl er in meinem Alltag so fundamental abwesend ist, dass ich manchmal beinahe zu vergessen scheine, dass es ihn gab, fühle ich dann wiederum, wenn ich sein Bild betrachte, noch immer genauso wie früher, als er am Leben war. Vielleicht ist etwas von ihm ja noch hier, in mir, in den Dingen, die wir gemeinsam gesehen und über die wir gesprochen haben und nachgedacht, feine Spuren auf Gehwegplatten oder Muster in Nervenzellen, Linien, die auf einen anderen Ort verweisen und eine andere Zeit. Vielleicht habe ich auch einfach immer noch nicht verstanden, was die Worte *mein Bruder ist tot* bedeuten, und das Kind in mir weigert sich, anzuerkennen, dass sich etwas verändert hat zwischen uns, in dem Moment, als ich eine Kiste im Regen in eine Grube sinken sah, vor einem Holzkreuz mit seinem Namen. An dem Abend, an dem ich meinen Bruder zum letzten Mal traf, schrieb ich ihm einen Brief. Er hatte ein paar Minuten vorher wortlos meine Wohnung verlassen, wegen irgendeiner Nichtigkeit, er war manchmal sehr empfindlich, wenn er betrunken war, und ich hatte das Gefühl, dass er übertrieb, also schrieb ich ihm. Ich weiß noch, dass ich mit Bleistift schrieb, was ungewöhnlich für mich war, und ich erinnere mich auch noch daran, dass die Buchstaben immer größer wurden mit jeder Seite, die ich umblätterte in meinem Notizbuch. Daran, dass ich in mein Notizbuch schrieb und nicht auf das schöne Briefpapier, das mir meine Großmutter früher Jahr für Jahr zu Weihnachten schenkte, merkte ich, dass ich gar nicht wirklich vorhatte, diesen Brief abzuschicken, und als mir das bewusst wurde, wurde der Ton immer heftiger, immer rücksichtsloser und ausfallender, was mich erstaunte, weil mir mein Bruder ja nichts getan hatte, außer mich zu ein paar tausend unnötigen Bieren und Schnäpsen und Zigaretten zu überreden, die ich eigentlich auch hätte ablehnen können, wenn ich gewusst hätte wie, und ich weiß nicht, ob er wusste, dass ich nicht wusste wie, aber manchmal denke ich, dass er es vielleicht hätte wissen können, ihm fiel es auch nicht leicht, Nein zu sagen, also hätte er ahnen können, dass ich auf keinen Fall Nein sagen würde, wenn er an meiner Tür klingeln würde mitten in der Nacht, und in dem Moment klingelte es zum zweiten Mal in dieser Nacht an meiner Tür, und diesmal nahm ich sofort Jacke, Mütze und Schal, zog meine Stiefel an, und statt den Summer zu betätigen, trampelte ich laut und deutlich die Treppe hinunter, zuerst vorwurfsvoll, dann erleichtert, nicht mehr an einem Brief schreiben zu müssen, den ich sowieso niemals abschicken würde, sondern stattdessen weiter Bier trinken zu können mit meinem Bruder, und die Tatsache, dass er kaum eine Viertelstunde vorher meine Wohnung wortlos verlassen hatte, kommentierten wir selbstverständlich nicht. Stattdessen überlegten wir, wo man um diese Uhrzeit noch hingehen könnte, normalerweise gingen wir in den Bachwirt, aber den hatte er erst vor einer Stunde zugesperrt, sonst wäre er ja nicht bei mir gewesen, da wollte er so schnell nicht wieder hin, nein, wir mussten etwas anderes finden, etwas, das lange aufhatte, an einem Dienstag, oder war es Mittwoch, also überquerten wir vorsichtig das mit Rollsplitt übersäte Eis unter den dunklen, hohen Buchen am Spielplatz schräg gegenüber meiner Wohnung und bogen dann ein in die Jahnstraße, die auf die Fraunhoferstraße führt, da würde es sicher was geben, und als ich nach einem Blick zu den feinen Flocken in den weißen Lichtkegeln der Straßenlaternen vorsichtig Sunshine Pub sagte, sagte mein Bruder, Theaterklause, was mich überraschte, ich dachte, er hasste die Leute da, seit er da nicht mehr arbeitete, oder arbeitete er da nicht mehr, seit er die Leute hasste, jedenfalls war klar, dass wir in die Theaterklause gehen würden, wenn er das vorschlug, um diese Uhrzeit und nach der Menge Bier, die wir beide getrunken hatten, bei mir zu Hause, und wenn ich ganz ehrlich war, war es mir auch egal, wo wir landen würden, solange es nicht der Flaschenöffner war, und dann überquerten wir die Fraunhoferstraße und passierten das dunkle, verlassene Wirtshaus Fraunhofer und gingen die Klenzestraße entlang zur Theaterklause, die ebenfalls dunkel war und verlassen, und dann rüttelten erst er und dann ich an der Tür, und dann sagte ich, schade, schon zu. Wenig später standen wir im Flaschenöffner, mein Bruder ging an die Bar, und ich hoffte, dass man ihn bald bemerken würde, er lächelte zwar noch einmal gespielt arrogant und ungläubig zu mir herüber, aber danach verfinsterte sich seine Miene langsam, und ich meinte schon, darin etwas aufblitzen zu sehen von der alten, kindlichen Verzweiflung über das Nicht-beachtet-Werden, doch in dem Moment drehte der bullige, schnauzbärtige Mann hinter der Theke seinen Kopf und sah meinen Bruder und ging langsam hin und fiel ihm um den Hals, ohne seine dicken Backen und buschigen Brauen irgendwie zu bewegen. Es hatte etwas Komisches, dieses brutale Gesicht über der Schulter meines Bruders und darunter zwei speckige Arme, die einen dünnen Rücken drückten, manche nehmen zu, wenn sie trinken, andere nehmen ab, und dann sah der Mann mich und lächelte natürlich immer noch nicht, sondern nickte nur langsam, und dann war er plötzlich am Zapfhahn und machte uns wie jedes Mal zwei Halbe Augustiner Hell, obwohl er wusste, dass mein Bruder lieber Weißbier trank, und deswegen kam ich so ungern hierher, weil ich jedes Mal unsicher war, wie mein Bruder diese Bevormundung aufnehmen würde, aber an jenem Abend schien er sich nicht besonders dafür zu interessieren, er war durstig, wir stießen an und nahmen beide einen großen Schluck, dann stellten wir die Gläser ab, und Schorsch, oder Max, oder wie der Wirt vom Flaschenöffner auch immer hieß, setzte sich zu uns und stützte sein schweres Gesicht auf seine schweren Arme und sah mit uns raus auf die Fraunhoferstraße, wo auf einmal sehr viel dickere Flocken zu fallen begannen. Als Schorsch, oder Max, seinen Kopf zu mir drehte, nickte ich zustimmend, so als wollte ich sagen, dein Augustiner schmeckt mir besonders, oder, Wahnsinn, Schnee, oder so, ein Reflex zur Herstellung von Harmonie, wie meistens, wenn größere, ältere oder sonst wie mächtigere Männer mich ansahen, und dann fragte Schorsch, oder Max, meinen Bruder, ob denn sein kleiner Bruder auch sprechen könne, und mein großer Bruder sagte, lass meinen kleinen Bruder in Ruhe. Ich war von dieser Reaktion nicht überrascht, aber so gerührt, dass ich Herzklopfen bekam, und als ich sah, wie sich der Blick meines Bruders verhärtete, dachte ich angestrengt nach, was ich sagen könnte, um die Situation etwas aufzulockern, ich wusste, dass mein Bruder, wenn er in der richtigen Stimmung war, wahrscheinlich jemanden töten würde für mich, was auch immer das genau bedeutete, jemanden für jemanden töten, oder sterben für etwas, also fragte ich den Flaschenöffner-Wirt, aus dessen Boxen gerade *First time* von Robin Beck ertönte, ob er auch Roxette hätte, *It must have been love*. Kurz darauf standen mein Bruder und ich und drei schon etwas mitgenommene Stammgäste auf der Sitzbank in der Ecke, die Arme umeinandergeschlungen, und grölten die Worte *But I lost it somehow*. Ich weiß nicht, ob es um mich ging oder um die Vereinigten Staaten, die mein Bruder manchmal ähnlich heftig verteidigte, das Heimatland seiner Mutter, jedenfalls schubste er einen unserer Mitsänger plötzlich ein wenig zur Seite, woraufhin der ihn von der Bank beförderte, mein Bruder fing sich aber gut ab, stand sofort wieder, griff mich am Arm und ging mit mir nach draußen, und mit der Hand, die mich nicht hielt, zeigte er der Welt den Mittelfinger. Die kalte Luft machte uns sofort nüchterner, ebenso die Tatsache, dass die dicken weißen Flocken, die vom Inneren der Bar aus noch an Russland erinnert hatten oder an Kanada, sich hier draußen, auf einem Gehsteig in München, in nichts auflösten, und mein Bruder sagte, dass er es nicht fassen kann, dass Amerika, obwohl es die Deutschen von Hitler befreit hat, mittlerweile nicht mehr als Freund gesehen wird, sondern immer öfter nur noch als große, brutale, fremde, konsumorientierte Macht. *Fucking Germans,* fluchte er dann, was ich ihm nicht übelnahm, er war ja selber deutsch, aber eben auch amerikanisch, ich weiß nicht, was euer Problem ist, fügte er an, was mich dann doch etwas irritierte, dieses ewige Rumreiten auf dem Konsum und dem Kapitalismus, das nennt man Freiheit, ihr Untertanen, und es gibt, soviel ich weiß, immer noch kein Gesetz in Deutschland, das euch zwingt, bei McDonald's zu essen, oder Nikes zu tragen, oder Roxette zu hören. Die sind aus Schweden, entgegnete ich, worauf er nicht einging, immer heißt es Heuchelei, sagte er, Oberflächlichkeit, Verlogenheit, dabei sind es diese fettwanstigen Säufer da drinnen nicht wert, den Namen des Landes, das meine Mutter hervorgebracht hat, auch nur zu denken, niemand war aufrichtiger als sie, liebevoller, zuverlässiger, und dass euch ohne uns die anderen Europäer 45 aus Rache alle abgeschlachtet hätten, davon fange ich gar nicht erst an, sagte er, und ich dachte, gut, dann fange ich auch nicht an mit dem Beitrag der Russen zum Sieg über Hitler. Es ist nur Neid, sagte ich stattdessen, und er verlangsamte sofort das Tempo, mit dem er bis dahin vor mir gelaufen war, so dass er über die linke Schulter zu mir hatte sprechen müssen, und bei dem Antiquitätenladen an der Ecke Müllerstraße blieb er dann plötzlich stehen und sah in das Schaufenster, auf den Nachdruck eines alten Kupferstichs der Insel Helgoland, im siebzehnten Jahrhundert, kurz bevor sie von einer Sturmflut durchschnitten worden war, genau in der Mitte. Ich glaube, viele Menschen in Deutschland sind insgeheim bitter enttäuscht, weil das Bild, das sie sich von Amerika gemacht haben, nicht mehr der Wahrheit entspricht, sagte ich, und ich fasste es als Zustimmung auf, dass mein Bruder trotz der späten Stunde und dem vielen Bier nicht widersprach, sondern still weiter zuhörte, während er auf das ausgeblichene Rot des Sandsteinfelsens starrte, auf die raue Nordsee, die kleinen Häuser im Windschatten der Klippen. Wir können den Amerikanern nicht verzeihen, dass sie die richtigen Ideale verraten haben, während wir den falschen treu geblieben sind bis zum Schluss, sagte ich seltsam feierlich und mit einem Ernst, der mich überraschte, als wäre das, was da aus mir herauskam, ein schon lange erkannter, geprüfter und für zutreffend erklärter Glaubensgrundsatz von mir, nicht der spontane Versuch eines Betrunkenen, einen anderen Betrunkenen zu besänftigen. Es kam keine Antwort, und mein Blick fiel auf eine Traunsteiner Tracht im Schaufenster schräg über dem Helgoländer Kupferstich, und ich stellte mir kurz vor, wie ich in ihr wohl aussehen würde beim Trinken, auf dem Oktoberfest, und ich fragte mich, wie oft ich die Frage, ob ich aus Traunstein stamme, dann wohl verneinen müsste, in dem schlechten Bairisch, das ich manchmal sprach, wenn ich betrunken war, und dann sagte mein Bruder, immer noch auf die komische kleine

Nordseeinsel fixiert, dass er damals bei seiner schließlich abgebrochenen Dissertation über den Zusammenhang zwischen den Namen militärischer Operationen und ihrem Gelingen zwischenzeitlich auch das Projekt Hummerschere untersucht hätte, es dann aber wieder fallenlassen musste, da es sich bei dem irrwitzigen Plan Hitlers, mitten in der Nordsee den größten Marinehafen aller Zeiten zu bauen, mit vier Kilometer langen Kaimauern an einer zwei Kilometer langen Insel, ja nicht direkt um eine kriegerische Operation gehandelt habe, wie er mit einer plötzlichen Sachlichkeit ausführte, die mich beruhigte, sondern vielmehr um ein erstaunliches Beispiel selbstzerstörerischer Inkompetenz, weil man erst, nachdem man Hunderte Tonnen Sand ins Meer geschüttet hatte, damit begann, darüber nachzudenken, ob es im Zeitalter der Flächenbombardements wirklich so schlau wäre, die gesamte Flotte an einem einzigen Punkt mitten im Meer zu konzentrieren, ohne vorgeschobene Luftverteidigung. Wir gingen weiter, jetzt wieder nebeneinander, und wenn wir hier rechts gegangen wären, hätten wir nach wenigen Metern vorm Sunshine Pub gestanden, man hörte schon die Musik, aber mein Bruder ging geradeaus weiter, quer über die Müllerstraße, und erst dann, auf der anderen Straßenseite, nach rechts, so als wollte er sichergehen, beim Passieren der offenen Tür des Sunshine Pubs nicht aus Versehen hineinzufallen. Ich weiß noch, dass ich mich wunderte, dass so viele Autos fuhren, mitten in der Nacht und unter der Woche, und als wir kurz stehen blieben, weil mein Bruder seine Zigaretten suchte, erst mir eine gab, dann sich selbst, dann uns beiden Feuer, dachte ich an die Büsten der vier Elemente über dem Tor der nahe gelegenen Hauptfeuerwache, und dann machte er plötzlich kehrt, und wir gingen geradewegs auf die Papa-Schmid-Straße zu, und ich fragte mich, wie es möglich war, dass allein die Vorstellung einer in den Vierzigerjahren vorübergehend angebrachten fünften Büste, die die nächtlichen Bombardierungen symbolisieren sollte, so grotesk klang wie das Wort Krieg vertraut. Als wir an der nächsten Kreuzung wieder nach rechts gingen, die Blumenstraße entlang und dann in die Corneliusstraße, um schließlich wieder die Müllerstraße in Richtung Gärtnerplatz zu überqueren, dämmerte mir, dass mein Bruder wahrscheinlich ins Holy Home wollte, worüber ich mich freute, auch dort gab es Augustiner, und irgendwie hatte ich das Gefühl, dass es mir heute gelingen könnte, im richtigen Moment mit dem Trinken aufzuhören. Wofür machst du das eigentlich, Philosophie, fragte mein Bruder auf einmal, als er sich schnellen Schrittes vor mir über das Kopfsteinpflaster bewegte, die Hände in den Jackentaschen, sein Kinn im Kragen vergraben, interessiert dich das wirklich, oder tust du es für unseren Vater, reich wirst du damit ja wohl nicht, und dann begann er zu lachen, und ich lachte auch, herzlich, zunächst, und echt, befreit, und dann hatte ich eigentlich schon so langsam genug gelacht über mich für meinen Geschmack, aber er war noch mittendrin, er lachte immer heftiger, es gab kein Halten mehr, wir waren sogar stehen geblieben, und ich zwang mich zu einem Lächeln, sonst hätte er denken können, dass ich beleidigt sei, und sein Kopf und der ganze Oberkörper hoben und senkten sich in Wellenbewegungen, die ich innerlich mit dem Wort spastisch bezeichnete, und meine Mundwinkel taten mir weh vom Lächeln, und dann sagte er, 'tschuldigung, war nicht so gemeint, und ich sagte, kein Problem, und er sagte, es täte ihm wirklich total leid, echt jetzt, und dann prustete er wieder los, insgesamt drei Mal mussten wir stehen bleiben, weil er nicht mehr gehen konnte vor Lachen, immerhin hatte ich mit dem Lächeln aufgehört, was es mir etwas erleichterte, seine Anfälle passieren zu lassen, beim vorletzten hatte ich mir eine Zigarette angezündet, die immer noch brannte, als er endgültig mit dem Lachen aufhörte, und dann sahen wir, dass das Holy Home schon geschlossen war. Ich unterdrückte die Frage, ob er als ehemaliger Fachmann für die Strahlkraft von Namen auf die Projekte, die sie bezeichnen, es nicht hätte ahnen können, dass zwei der drei Kneipen, zu denen er uns geführt hatte an jenem Abend, nicht mehr geöffnet waren, und murmelte stattdessen vorsichtig Sunshine Pub, aber er schüttelte den Kopf und sagte, da sind nur Alkis und Arschlöcher, ich dachte, gut, Arschlöcher sind wir sicher nicht, und dann sagte er, komm, wir gehen in die Kapuzinerklause, und ich sagte nichts, sondern ging zügig neben ihm die Klenzestraße hinunter, wieder zurück zur Fraunhofer, durch die kalte, klare Luft. Es hatte aufgehört zu schneien. Eigentlich wollte ich nicht in die Kapuzinerklause, ich ging da nur ungern hin, seit mein Bruder mich einmal vormittags von dort angerufen hatte, betrunken, und mich gebeten, ich möge ihm einen Koffer bringen, den seine damalige Freundin, von der er wieder einmal hinausgeworfen worden war, im Bachwirt abgegeben hatte, wo er damals schon einmal für kurze Zeit arbeitete und der ja ganz in der Nähe meiner Wohnung lag, aber ich war gerade in Bangkok gelandet, wo ich mit meiner Freundin Urlaub machen wollte, und ich weiß noch, wie erleichtert ich war über den guten Grund und die glaubwürdige Entschuldigung, nicht zu ihm in die Kapuzinerklause zu kommen, und gleichzeitig erschrak ich, weil ich kein bisschen Mitleid hatte mit ihm in diesem Moment, ich glaube heute sogar, dass ich damals das Telefon nur abnahm, weil ich wusste, ich war weit weg. Auf der Fraunhoferstraße bogen wir dann links ab, Richtung Isar, und das einsame Licht des Brückenkiosks erfüllte mich sofort mit Wärme, ich glaube, meinen Bruder auch, hier gab es Bier, also gingen wir hin, ohne uns erst zu beraten. Wahrscheinlich war es die Macht der Gewohnheit, die uns mit den Flaschen ein Stück auf die Reichenbachbrücke gehen ließ, ehe wir sie öffneten, hier trank er auch Helles, klar, es gab ja kein Glas, und nach dem Anstoßen lehnten wir uns auf die eiskalte Brüstung, das machte man normalerweise im Sommer, genau wie Bier kaufen am Kiosk und draußen trinken und herumlaufen stundenlang ohne Plan, und eigentlich hätte ich ahnen können, dass wir nicht lange so stehen bleiben würden, mit Blick auf den schwarz unter uns liegenden Fluss und das damals, vor der Renaturierung, noch mit Beton begradigte Ufer und die Überschwemmungswiesen, wo man im Sommer den ganzen Tag zusehen konnte, wie Nackte herumlagen und Hunde kackten, jetzt sah man nichts, nur die schwach beleuchteten Türme der neoromanischen Kirche gleich rechts, deren Namen ich immer vergesse, und weiter hinten die blinkenden Flugzeugwarnleuchten am Schornstein des Heizkraftwerks. Es war schon damals nicht mehr möglich, einen Satz zu bilden, der die Worte Turm und Flugzeug enthielt, ohne an jene Allgemeingut gewordene Stadt zu denken, an das Land, für das sie steht, die Wunde, die beiden zugefügt worden war, und wie man sie, beim Versuch die Verletzung auszumerzen, weiter und weiter aufriss, und tiefer, und sofort fielen mir wieder die verratenen Ideale von vorhin ein, und die Enttäuschung, und dann, da ich nun schon recht betrunken war und wusste, dass das da vorne nach der Flussbiegung hinter der schwarzen Baumreihe ein Kraftwerk war, dachte ich erst das Wort Öl, dann an Feuer, und ich weiß nicht mehr, ob mein Bruder sich, kurz vorher oder kurz nachdem ich das Wort in meinem Kopf geformt hatte, eine Zigarette anzündete, aber es war in diesem Moment, dass ich ihn fragte, und was interessiert dich an

Geschichte, und er antwortete, komm, es ist kalt. Als wir unter den Bäumen am Ufer entlang Richtung Wittelsbacherbrücke liefen, musste ich die eiskalte Flasche, um sie überhaupt halten zu können, ständig hin- und herreichen zwischen meinen Händen, mit dem Ergebnis, dass meine Finger schnell kälter wurden und das Bier langsam wärmer. Man hört ja nie auf zu hoffen, sagte mein Bruder dann, morgen ein wenig mehr zu verstehen von dem, was passiert, wenn man sich ansieht, was gestern war, und obwohl das natürlich die allererwartbarste Begründung ist für ein Studium der Geschichte, berührte mich diese Aussage sehr, weil er zum ersten Mal über eine seiner lange zurückliegenden Tätigkeiten sprach ohne Bitterkeit oder Zynismus. Und natürlich ging es mir auch darum, herauszufinden, wer ich selber eigentlich war, fügte er dann noch an, und mir fiel sofort auf, dass er die Zeit gewechselt hatte, aus der immer noch andauernden Hoffnung im Satz vorher war ein Rückblick geworden auf ein abgeschlossenes Experiment, auch wenn er erst einmal nicht sagte, was es ergeben hatte. Es war unter der im Vergleich zum Uferweg unangenehm hellen Beleuchtung der Kapuzinerstraße am Baldeplatz, als er plötzlich sagte, dass er es für ein merkwürdiges Missverständnis halte, Geschichte als etwas Vergangenes zu betrachten, für ihn sei sie immer viel mehr gewesen als eine Rückschau aus sicherer Entfernung, im Gegenteil, Geschichte, sagte er, sei der jeden Tag in jedem Gehirn von Neuem stattfindende Prozess, eine

Ordnung herzustellen zwischen den bereits irgendwo abgelegten und verschieden schnell verblassenden Eindrücken sowie dem neuen, immerzu einströmenden Jetzt, und es sei eigentlich nicht möglich, keine Ordnung zu bilden, auch der Versuch, jeden neuen Tag den davor vollkommen auslöschen zu lassen, sei in gewisser Weise ein geschichtswissenschaftliches Konzept, und er glaube, dass, wenn man ganz ehrlich ist, das Wort Geschichte eigentlich irreführend sei, da es genau diese Abgeschlossenheit vortäusche, einen Anfang und ein Ende, die es bekanntermaßen nicht gibt, der treffendere Ausdruck, sagte er jetzt, wäre vermutlich Erzählung, auch wenn das natürlich immer noch etwas zu hoch gestochen klinge, zu poetisch, romantisch beinahe, für die Beschreibung des Umstands, dass manche Wörter und Bilder in uns länger und heller scheinen als andere. Als wir die blau leuchtende Tankstelle passierten, wurde mir wieder bewusst, dass wir uns zielsicher auf die Kapuzinerklause zubewegten, obwohl ich da eigentlich immer weniger hinwollte, weil ich mir immer deutlicher vorstellte, dass dort die Leute wären, mit denen mein Bruder sich langsam kaputt trank, die paar Bier mit mir konnten es ja nicht sein, und dann fiel mir auf, dass ich außer dem zaghaften Sunshine Pub vorher noch keinen einzigen Gegenvorschlag gemacht hatte, um den Show-down abzuwenden mit den bösen Verführern meines lieben Bruders, und die Hoffnung, dass die Klause geschlossen sein könnte, war vollkommen sinnlos, ich wusste, dass man dort immer trank, es gab eigentlich keine Uhrzeit, die ich nicht irgendwann einmal gehört hatte auf der Ansage meiner Mailbox, früher, als mein Bruder mich noch von dort anzurufen pflegte wegen kurzer praktischer Fragen oder fundamentaler Zweifel und ich diese Nachrichten noch abhörte, und während ich zunehmend unglücklicher wurde über meine scheinbare Unfähigkeit, auf den weiteren Verlauf des Abends Einfluss zu nehmen, sagte mein Bruder, dass er früher noch daran geglaubt habe, dass wir es selbst in der Hand hätten, zu entscheiden, was wir uns zu Herzen nehmen und was nicht, dass es unser Wille sei, der die Ordnung mache in unserem Kopf, nicht der Zufall, die Herkunft oder das Fernsehprogramm, nein, er sei jahrelang davon überzeugt gewesen, dass es in unserem Leben keinen anderen Erzähler gebe außer uns selbst. Und er sei sich natürlich darüber im Klaren, fügte er hinzu, dass das auch eine Reaktion sei auf Erlebnisse in seiner Kindheit, eine Art postpubertäre Selbstermächtigung zum Ausgleich des Unrechts, das seine Mutter erfahren hatte von unserem Vater, als er sie für meine Mutter verließ. Mittlerweile liefen wir neben der Mauer des Alten Südfriedhofs entlang, und es fiel mir nicht leicht, die Gedanken *weil er sie verlassen hat, gibt es mich* und *jetzt ist sie tot* voneinander zu trennen. Ich weiß nicht, ob er meine Befangenheit spürte, aber plötzlich trat mein Bruder ganz nah an mich heran und legte seinen Arm um mich und lächelte so sanft und gütig wie früher, wenn ich abends an seine Zimmertür klopfte, weil ich nicht einschlafen konnte und weil ich wollte, dass er mir noch etwas vorsang, und er sagte, aber das alles ist lange her, kleiner Bruder. Und jetzt gehen wir saufen. Wir waren kurz vor der nächsten Kreuzung, von da war es nur noch eine Querstraße bis zur Kapuzinerklause, wahrscheinlich würden wir schon in etwa hundert Metern das Leuchtschild sehen, als mir plötzlich eine Idee kam, wie ich es möglicherweise doch schaffen könnte, nicht dorthin gehen zu müssen mit meinem Bruder und ihm also auch nicht zusehen zu müssen, wie er sich zu Schanden trank, ich blieb auf einmal stehen und sagte, ich habe kein Geld dabei, was nicht stimmte, ich sagte es dennoch fest und klar, als hätte ich es mir genau überlegt, und ich hoffte, dass mein Bruder dann, wenn wir auf dem Rückweg zu meiner Wohnung, wo ich so tun könnte, als würde ich Geld holen, rechts abgebogen wären, am Südfriedhof hochgelaufen und rechts durch ihn durch und über die kleine Brücke über den Westermühlbach, zurück zum Bachwirt, sagen würde, komm, ich schließ noch mal auf, hier haben wir Bier so viel, wie wir wollen, und außerdem unsere Ruhe, aber stattdessen sagte er einfach, macht nichts, ich lad dich ein, und wir gingen weiter zur Kapuzinerklause. Als wir vor den verhangenen Fenstern der Kneipe ankamen, spürte ich sofort den Sog, der meinen Bruder erfasst hatte, an der Art und Weise, wie er sich von der Tür, die er schon öffnen wollte, wieder abwendete, hin zu mir, sich an die Wand lehnte und die Arme vor der Brust verschränkte, während ich den Rest Augustiner hinunterstürzte, der noch in meiner Flasche war. Wann hast du deine Meinung geändert, hörte ich mich dann sagen, als ich mich wieder aufrichtete, nachdem ich meine Flasche auf dem Bürgersteig abgestellt hatte, neben der meines Bruders, die schon dort stand, direkt neben der Tür, und das war kein Versuch, ihn hinzuhalten, es interessierte mich wirklich, und ich vermutete, dass wir da drin nicht mehr viel sprechen würden, und ich glaube, dass mein Bruder das spürte und deswegen auch sehr geduldig reagierte, er machte einen Schritt von der Wand weg zu mir und holte die goldene Schachtel Benson & Hedges hervor und bot mir eine an, ich griff zu, dann nahm er auch eine, zündete sie uns an, und ich wusste, wir hätten noch mindestens sieben Minuten für uns. Ich habe immer versucht, die Erzählung zu finden, die davon handelt, wie gut es mir geht, sagte er dann, und von drinnen blinkten bunte Lampen durch das blauweiße Tuch im Fenster. Ich weigerte mich, sagte er, die Tatsache zu akzeptieren, dass ich traurig war, obwohl mir nichts fehlte, ich hatte Nahrung, eine Unterkunft, Liebe, verschiedene zwar, an verschiedenen Orten, von verschiedenen Menschen, die es aber alle auf ihre Art sagten, dass sie es gut fanden, dass es mich gab, meistens, jedenfalls wusste ich, dass ich gewollt bin hier auf der Welt, und es war für mich schlicht nicht hinnehmbar, dass dieses Wissen nicht ausreichte, um mich froh zu machen. Ich fing also an, genauer zu betrachten, was um mich war, die Dinge, die mir etwas bedeuteten, länger und intensiver anzusehen, von allen Seiten, in der Hoffnung, das Wissen um ihre Existenz würde die unerklärliche Leere füllen, die ich manchmal zu spüren begann, damals, als ich an den Wochenenden mit meiner Mutter in ihrer neuen, kleinen Wohnung saß und wir darauf warteten, dass alles wieder so werden würde wie früher. Ihm sei dann irgendwann bewusst geworden, sagte mein Bruder, dass Fakten, egal wie man sie anordnet, wenig Kraft entfalten bei der Neuausrichtung des Ich auf das Schöne, zu sagen, was ist, könne den Geist zwar beruhigen, aber leider niemals das Herz. Wie oft habe er Listen erstellt, früher, mit all seinen Spielsachen, Lieblingskleidern, Freunden und Toren, die er im Training schoss, als er noch nicht spielen durfte, oder mit Filmen, die er schon kannte, Büchern, die ihm gefielen, und Witzen, die er auswendig konnte, und er habe diese Aufzeichnungen mit großem Ernst gemacht, obwohl er erst neun war, und mit Ausdauer, in der Wohnung am Stadtrand, in die seine Mutter gezogen war, nachdem unser Vater meine Mutter erstaunlich bald nach dem ersten Treffen geheiratet hatte, und wie stolz sei seine Mutter gewesen auf ihren fleißigen Sohn, der natürlich immer sagte, er mache Hausaufgaben, was er in Wahrheit tat, war sein Geheimnis, jedenfalls bis sich herausstellte, dass er vor lauter Listen-Füllen mit Gründen für sein Glück überhaupt nicht dazu gekommen war, die tatsächlichen Hausaufgaben zu machen, was ein Riesentheater gab, wie mein Bruder sagte, aber das sei nicht der Grund, wieso er seine Haltung geändert habe, nein, es war vielmehr so, dass er, wann immer er die Namen der Dinge aufschrieb, zunächst sehr glücklich war, aber als er die Dinge selbst danach wieder benutzen wollte, das Lego-Piratenschiff, die Steinschleuder, die Speerspitze aus echtem Eisen, die der Opa eines Freundes geschmiedet hatte, den gelben Bogen aus Fieberglas und die selbstgeschnitzten Pfeile, seien sie ihm alle plötzlich seltsam fremd gewesen, als wären sie nicht mehr sein Eigentum, so dass er es eine Zeit lang bevorzugte, seine Dinge an Ort und Stelle zu lassen und stattdessen in seinen Listen nachzulesen, wie glücklich er mit ihnen war. Nach und nach habe diese Lektüre aber die Sehnsucht nach der früheren Unbeschwertheit des Spiels nur vergrößert, und er habe den Verdacht entwickelt, dass er sich hier durch die Schaffung einer neuen zweiten Welt, in der nur das Schöne Platz fand, den Zugang zu der echten, darunter liegenden, die auch das Kleine und Graue kannte, verbaut habe. In diesem Moment hörten wir Schreie, dann das Klopfen von Schnapsflaschen auf dem Tresen, die Musik wurde lauter, das bunte Licht erlosch, und stattdessen zuckte durchs Fenster nun ein die wummernden Bässe perfekt untermalendes Stroboskop. Mir wurde klar, dass es so nicht geht, sagte mein Bruder, es ist keine Lösung, den Blick einzuengen auf das, was ich sehen will, im Gegenteil, ich erkannte, dass das Schöne, indem man es bewusst betrachtet, oder wie ich festhält und beschreibt, auf geheimnisvolle Weise entweiht wird, es ist egal, wie sehr du einen Menschen liebst, wenn du ihn lange und genau genug ansiehst und dir dabei vorsagst, was du siehst, wird er verschwinden hinter den Wörtern, die du aus ihm machst. Als ich an meiner Zigarette ziehen wollte, stellte ich fest, dass sie bereits bis auf den Filter abgebrannt war, also senkte ich meine Hand und ließ den Stummel auf den Gehsteig fallen, ohne den Blick von meinem Bruder abzuwenden. Ich änderte also meine Taktik, sagte er dann noch, und begann, mein Leben auszurichten nach dem Prinzip, dass es nur eine Möglichkeit gibt, das Gute zu zeigen, und zwar, indem man das Schlechte erzählt. Wir gingen hinein. Es war laut und dunkel und voller Rauch, und sie hatten das Schwarzlicht eingeschaltet, und erstaunlicherweise fand mein Bruder hier drinnen noch einmal seinen Weg zu mir, trotz des großen Hallos, das sein Erscheinen auslöste bei den zum Teil schon recht gezeichneten Gestalten der hier regelmäßig bis weit in den Vormittag hineinreichenden Nacht. Ich stand allein kurz vor den Toiletten, am hinteren Ende des Tresens, als mein Bruder neben mir mit zwei Weißbier erschien und sagte, er würde unser Gespräch gerne fortführen, weil es ihm wirklich wichtig sei, die Frage nach der Möglichkeit, mit Worten Einfluss zu nehmen auf das Leben, oder mit Namen, oder wenigstens wichtig gewesen wäre, früher, egal, jedenfalls sei es sehr schön, dass ich mit ihm nun hier sei, sagte er, und dass es so schnell dann doch nicht gegangen war, damals, vom Versuch, nur das Gute zu sehen, zum Entschluss, das Schlechte zu überwinden durch seine ewige Wiederholung in Gedanke und Wort, es habe noch eine Zwischenphase gegeben, die ihn immer wieder einhole, erwähnte er, als er plötzlich von hinten gepackt und weggerissen wurde, von einem Riesen mit Glatze und Narben auf Wangen und Stirn, der ihn auf den Mund küsste und wieder in meine Richtung stieß, dann mich an sich riss, küsste, wegschob und wieder ging, und mein Bruder sprach weiter, er schrie eigentlich, an seiner gewölbten Hand entlang drängten sich seine Worte in meinen Gehörgang, neben denen des Sängers von Underworld. Während der Pubertät hatte ich das Gefühl, dass ich nur richtig gut war in Dingen, die mir nicht viel bedeuteten, rief mein Bruder, woraus sich eine Art Aberglaube entwickelte, die Grundhaltung des Knapp-vorbei-Zielens, wie Lee Harvey Oswald in *Libra*, und wichtig an dieser Haltung ist, dass man, wenn man dann doch trifft, weder zu cool sein darf noch zu überrascht. Jahrelang habe er so erfolgreich die Lieben seines Lebens auf dem Schulhof ignoriert oder den Ball vor den Augen seiner schimpfenden Mitspieler achselzuckend ins Aus geschossen in wichtigen Spielen, und obwohl es sehr angenehm war, dass mit dieser Haltung Scheitern quasi ausgeschlossen schien, setzte es ihm dann doch irgendwann zu, dass es so eigentlich auch keine Freude gab. Die ganze

Bar johlte, irgendwer hatte eine Runde Schnaps ausgegeben, wir bekamen auch jeder einen, fixierten ihn routiniert, konzentriert, wir wollten den Faden nur ungern verlieren, stießen die kleinen Gläser vorsichtig aneinander und tranken den hochprozentigen Alkohol, sahen das Gesicht des anderen zerspringen und sprachen dann weiter. Früher, als er noch gelesen habe, habe er sich oft nicht entscheiden können, ob das Paradies der Ort sei, von dem erzählt werde, oder der, an dem man sich in Sicherheit und Wärme und ohne Hunger und Durst die Zeit nehme, einer Erzählung an einen anderen Ort zu folgen, und er glaube mittlerweile, dass diese Unterscheidung im Grunde sinnlos sei, wenn ich ihn richtig verstand, die Musik wurde immer lauter und seine Aussprache immer undeutlicher, er würde das alles inzwischen eher ein wenig holistisch betrachten und den Verweis der Schrift auf den Ort ihrer Handlung immer auch als einen Rückverweis sehen auf ihren Entstehungsort einerseits und ihren Rezeptionsort andererseits, und deswegen sei es, wenn man das Ganze zu Ende denke, eigentlich scheißegal, was man erzählt, Hauptsache, einer redet und einer hört zu, und ich weiß noch, dass ich in diesem Moment angestrengt nachdachte, mir schien hier etwas übersehen worden zu sein in diesem Gedankengang, und dann schlug mir mein Bruder mit der flachen Hand so fest auf die Schulter, dass etwas von meinem Weißbier auf seine Hose schwappte, woraufhin er sein Bier über meine Beine schüttete, mich küsste, mir mit den Knöcheln der Faust über die Kopfhaut rieb und sofort hinter den Tresen sprang, um zwei neue Biere zu zapfen, was dem Wirt nicht recht war, es gab ein Gerangel, das der vernarbte, glatzköpfige Riese schlichtete, indem er zuerst den Wirt wegschob und dann meinen Bruder über die Theke zurückwarf zu mir, und dann zapfte er zwei Weißbier für uns, und mein Bruder brüllte, so laut er konnte, Schnapsrunde, und warf dem Riesen einen zusammengeknüllten Fünfzigeuroschein ins Gesicht. Dann flogen wir raus. Als wir einige Minuten später die leere Schankstube des Bachwirts betraten, verharrten wir einen Moment, und ich spürte, wie die Wut von ihm abfiel, wir zogen die Jacken aus und setzten uns an den Tisch in der Ecke unter der künstlichen Kastanie, dann sprang mein Bruder wieder auf, ging zum Tresen und schenkte zwei Weißbier ein, kam mit den Gläsern an den Tisch, und jetzt wirkte er auf einmal zufrieden, fast heiter, in seinen Augen war etwas Schelmisches, und er stieß sein Glas hastig an meins und trank schnell den ersten Schluck, weil er, wie ich dann merkte, dringend etwas erzählen wollte. Er habe vor Kurzem über eine Annonce eine Frau kennengelernt, sagte er, und dass er schwer verliebt sei, so etwas sei ihm seit Jahren nicht mehr passiert, die Frau sei leidenschaftlich und aufopferungsvoll, und neulich habe sie ihm sogar ein halbes Hähnchen mitgebracht, einfach so, als Überraschung. Ich freute mich ehrlich für ihn, Verliebtsein ist etwas Wunderbares, und ein halbes Hähnchen schmeckt manchmal wirklich sehr gut, vor allem, wenn die Haut ein klein wenig knusprig ist, und wir stießen auf seine neue Freundin, Lisha, an, die unter dem Namen *Angel* im Kleinanzeigenteil der Lokalzeitung zu erreichen war, und vollkommen makellos, wie mein Bruder meinte, wenn man davon absah, dass sie, geriet sie in Zorn, exakt so aussah wie Samuel L. Jackson. Jedenfalls sei er entschlossen, ihr beizustehen, jetzt, da sie sein Kind bekäme, auch wenn er sich nicht ganz sicher sein könne, ob es denn sein Kind sei, er wisse, es gebe noch andere neben ihm, das habe sie ihm nie verheimlicht, immerhin sei das ihr Beruf, und wer sei er, fragte er, sie zu verurteilen, er liebe sie, und sie liebe ihn, er sei, das wisse er ganz genau, der Einzige, der jemals von ihr ein halbes Hähnchen bekommen habe, beim letzten Treffen habe er auch nicht bezahlen müssen, und ob das Kind nun seine Gene trage oder die eines anderen, das sei ihm völlig egal, am wichtigsten wäre, dass sie zusammen seien, und glücklich, dann würde es auch dem Kind gut gehen, ganz gleich, welche Farbe sein Haar einmal haben würde oder welche Form seine Nase, während er ihm beibringen würde, zu laufen, Fahrrad zu fahren und Homer zu lesen, im Original. Ich weiß noch, dass mir in diesem Moment bewusst wurde, dass mich seine Bereitschaft, das Kind eines anderen großzuziehen, offenbar mehr überraschte als die Tatsache, dass er überhaupt plante, Vater zu werden, wofür ich mich heute natürlich schäme, ich glaube sogar, dass ich damals kurz an der

Aufrichtigkeit seiner Gleichgültigkeit gegenüber der biologischen Vaterschaft zweifelte, zumindest war es für mich damals unvorstellbar, mit einer Frau zusammenzuleben, die auch andere Männer in ihrem Leben hatte, und in ihrem Bett, und ich weiß noch, dass damals ein Mitgefühl in mir aufstieg für seine, wie mir schien, verzweifelte Toleranz, was ich natürlich sofort unterdrückte, mir war bewusst, dass Mitgefühl auch eine herablassende Seite haben kann, aber ich konnte mir damals wirklich nicht vorstellen, dass er vielleicht einfach selbstsicherer und großherziger war als ich, für mich war er ab dem Moment, da ich selbst betrunken war, die meiste Zeit vor allem ein Trinker, und er sah mir lang in die Augen, und damit er nicht merkte, was ich in Wahrheit dachte, fragte ich, zuerst die *Ilias* oder die *Odyssee*, woraufhin er kurz völlig verständnislos dreinblickte, aber dann verstand er meine angebliche Annahme, er könnte das, was er über sein Kind und Homer gesagt hatte, möglicherweise ernst gemeint haben, und mit einem Schrei fiel er mir um den Hals und ich mit ihm von der Bank, und dann lagen wir auf dem Fußboden der Augustinergaststätte Bachwirt, und während er sich langsam beruhigte, sah ich mir die Plastikkastanien an der Decke an, die echten Laternen und den falschen Efeu, und zum ersten Mal wurde mir klar, warum auf der Speisekarte unter dem Namen des Gasthauses *Münchens einziger Indoor-Biergarten* stand. Ich fragte mich, wann wir wohl wieder aufstehen würden, wir lagen mehr oder weniger über Kreuz, mein Kopf auf seiner Brust, die in meiner Erinnerung immer noch riesig, breit und gewölbt ist, obwohl ich damals wahrscheinlich schon gut zehn Kilo mehr wog als er, und er sagte, so sind wir oft dagelegen, früher, in Kalifornien, und dann streichelte er mir den Kopf, zuerst sanft, sehr sanft, etwas zu sanft für eine Berührung zwischen zwei heterosexuellen Männern, dachte ich, auch wenn sie Brüder sind, oder Halbbrüder, irgendwie waren wir uns für mein Empfinden plötzlich zu nah, und dann riss er mich an sich, seine Finger vergruben sich in meinem Haar, und er seufzte, atmete tief, drückte meinen Kopf fester an seine Brust, schloss dabei schmerzhaft seine Faust um mehrere Büschel meines schon damals nicht gerade vollen Haars und sagte dann mit überraschend unsicherer Stimme, weißt du das noch, kleiner Bruder, ich war vierzehn und du gerade zwei, und ich sagte, natürlich weiß ich das noch. Ich sagte das einerseits, weil ich wollte, dass er so schnell wie möglich meinen Kopf loslässt, und zum anderen, weil es mir in diesem Moment wirklich so vorkam, als könnte ich mich erinnern, er hatte mir oft von Ventura erzählt, von den weißen Einbauschränken und dem flauschigen, hellblauen Teppich in dem Zimmer, das wir uns damals geteilt hatten, als wir für sechs Monate gemeinsam in dieser Kleinstadt in der Nähe von Los Angeles gelebt hatten, in dem Ort, wo unser Vater zum ersten Mal seine Mutter mit meiner betrogen hatte und an den die Familie merkwürdigerweise mehrere

Jahre Sommer für Sommer zurückkehren sollte, und auch wenn ich weiß, dass die meisten normal entwickelten Menschen keine Erinnerungen an ihr Leben vor ihrem vierten Geburtstag haben, waren die Bilder, die mir mein Bruder über die Jahre eingegeben hatte und die er nun wieder aufleuchten ließ, so vertraut, als wären sie meine eigenen. Ich lächelte in den falschen Efeu. Dieser verdammte Pazifik, sagte mein Bruder. Dieses beschissene Rauschen, jeden Tag, jede Nacht, immer gleich laut, der Himmel gleich blau, die ewig gleichen kalifornischen Palmen, so gerade und lang und kahl wie die Telefonmasten daneben und genauso perfekt parallel gepflanzt, die Zwillinge Carmen und Wesley von nebenan, die *peanut butter and jelly sandwiches* ihrer Mutter, Mrs Jeane Wohlgemuth, diagonal geschnitten, und wie einmal ein Floh durch das Wohnzimmer sprang und alle versuchten, ihn zu fangen, und meinem Bruder gelang es, und in dem Moment, als der Chitinpanzer des Parasiten knackend zwischen seinen Fingernägeln zerbrach, rief unser Vater laut Bravo. Wegen eines verdammten Flohs, sagte mein Bruder und nahm den letzten Schluck Weißbier, knallte das leere Glas auf den Eichentisch und machte noch zwei, dabei hatte ich noch nicht einmal halb ausgetrunken, und obwohl ich wusste, wie er darauf antworten würde, stellte ich ihm dennoch genau die Frage, die er jetzt hören wollte, ich kannte meinen Part: Bravo, hat er das vorher oder nachher jemals wieder zu dir gesagt? Natürlich nicht. Mit *sei-*

nem Kind würde er das ganz anders machen, er würde alles ganz anders machen als unser Vater, sagte mein Bruder, als wir uns ächzend vom kalten Boden erhoben, und ich weiß noch, wie ich die Spuren des auf dem Wirtshausboden getrockneten Schneematsches von unseren Schuhen nun an seiner Hose sah und mir vornahm, meine Beine nicht abzuklopfen, um ihm und der Planung seiner Vaterschaft die Aufmerksamkeit zu geben, die ihnen gebührte, ich wollte mich um keinen Preis von so etwas Unwichtigem wie Staub ablenken lassen, oder von den kleinen Steinen, die sich, als ich das rechte Bein anzog, durch den Stoff über meiner Kniescheibe bohrten. Du wirst ein guter Vater sein, sagte ich ihm, weil ich fest daran glaubte, dass die psychologischen Mechanismen, die das Mitverfolgen einer Schwangerschaft bei einem Mann in Gang setzen, vollkommen ausreichend sein müssten, um aus jedem Mann den entsprechend seiner Möglichkeiten besten Vater zu machen, und weil ich mir sicher war, dass jeder, der ein guter Vater sein wollte, auch ein guter Vater werden würde, was wohl entweder daran lag, dass ich von unserem Vater besser behandelt worden war als mein Bruder, oder daran, dass ich selbst noch kein Kind hatte und also auch keine Ahnung. Mittlerweile standen wir wieder, und ich merkte deutlich, wie ich auf die Toilette musste, aber ebenso deutlich, dass es im Moment keine gute Idee wäre, den Tresen loszulassen, so schwer, wie mir plötzlich das Stehen fiel, war an Gehen überhaupt nicht zu denken, also hievte ich mich vorsichtig auf einen Barhocker, während vor mir die Hefe ins Goldgelb fiel und das Bier diese typische Trübe bekam, die mich immer ein wenig erleichterte, weil sie meiner Wahrnehmung der Welt so viel besser entsprach als die Klarheit des leeren Glases. Wir waren an einem Punkt des Abends angekommen, an dem nun ganz dringend etwas passieren musste, irgendetwas, Musik, Tanz, ein Streit, eine radikale Veränderung der äußeren Umstände, die uns das Gefühl zurückgeben würde, am Leben zu sein, Körper, die auf Reize reagieren, oder alles wäre vorbei, die Stimmung im Bachwirt war wie die Weltlage, ungefähr seit dem elften September 2001. Ich werde Vater, sagte mein Bruder noch einmal, ich sagte noch einmal Ja, und es kam mir wie ein Wunder vor, dass unsere Gläser das nächste Prost auf die Fortpflanzung heil überstanden, und obwohl sie danach friedlich nebeneinander auf das übernächste warteten, gleich hoch, gleich schlank, gleich schön, male ich mir jetzt, da ich mir diese Szene wieder vorzustellen versuche, ohne besonderen Grund genau aus, wie sie aneinander zerschellen, und ich frage mich, ob ich diese Angewohnheit schon damals hatte, jedes Bild, das ich in mir entstehen ließ, anschließend zu zerstören. Alles fällt in sich zusammen, hörte ich meinen Bruder dann sagen, in einem erstaunlich wachen und ernsten Ton, als hätte er meine Gedanken gelesen, denke ich heute, dabei ist es natürlich das, was er damals sagte, was heute meine Gedanken macht, unsere Ziele, unsere

Liebe, unsere Welt, sagte er, und ich war mir einen Moment unsicher, ob ich sagen sollte, wie meinst du das, oder, das glaube ich nicht, und ich bin mir auch nicht mehr sicher, für welche Erwiderung ich mich entschied, damals, an unserem letzten gemeinsamen Abend im Bachwirt, und es ist für mich etwas beschämend, daran zurückzudenken, heute, und zu versuchen, mich an meine damalige Überzeugung zu erinnern, wieso ich so sicher war, dass er falschlag, warum ich so fest daran glaubte, dass es da etwas gibt, in uns, etwas, das alles überstehen wird, irgendeine allem zugrunde liegende Kraft, die dafür sorgt, dass die meisten von uns ein Leben lang zumindest in der Nähe des Bildes bleiben, das wir uns einmal von uns selbst gemacht haben, und obwohl ich noch immer der Meinung bin, dass er sich irrte und nicht ich, frage ich mich, wie er damals hat ahnen können, dass diese Welt mächtige Argumente liefern würde für seine Zweifel, kurz nachdem er sie verlassen hätte, seine Aussagen an jenem Abend wirkten auf mich sehr klar und wohlüberlegt, das war mehr als der Zorn des Trinkers, der merkt, dass sein Körper die Entscheidung, diesen Weg ganz bis zu Ende zu gehen, schon lange getroffen hat, obwohl er eigentlich dachte, er könnte noch mitreden, im Gegenteil, seine Trauer war voller Würde, die Zuversicht eines Propheten, der an sein Wort glaubt, auch wenn es außer ihm niemand hört. Mein Bruder hatte weder die Fragmentierung unserer Informationswelt und damit unserer Bewusstseine erlebt, noch konnte er den weltweiten Rückfall der Menschheit in egoistische, verfeindete und dennoch für sich allein kaum überlebensfähige Kleinstaaten voraussehen, romantische Referenzen an den Mythos vom sinnvollen Sterben, für Gott oder Vaterland, er konnte keine Ahnung haben vom bevorstehenden Pyrrhussieg des einsamen Ich und davon, was dieser Sieg mit der Welt, die früher von Gruppen von Menschen geteilt wurde, machen würde, und er konnte selbstverständlich auch keine Ahnung haben, dass ich heute, sieben Jahre nach seinem Tod, nach wie vor nur ein einziges Mal an seinem Grab gewesen bin, und zwar an dem Tag, an dem sein Sarg darin versenkt worden ist, und dass ich mir seitdem sage, das nächste Mal, wenn ich in München bin, gehe ich sicher hin. An diesem Abend vor ungefähr acht Jahren aber saß er lebendig vor mir, und er war plötzlich hellwach, und obwohl wir beide, wenn man uns gefragt hätte, ob wir wüssten, dass Menschen irgendwann sterben, natürlich mit Ja geantwortet hätten, war die Welt, in der ich mich heute befinde und er nicht, so unwirklich und unerreichbar wie der Himmel. Ich hatte mir eigentlich vorgenommen, nie Kinder zu bekommen, sagte mein Bruder, aber jetzt, da er sich doch entschlossen habe, beizutragen zum Erhalt unserer Spezies, müsse er es auch richtig machen, und dazu gehöre, dass man die problematische Seite, wie er es nannte, sich genauso zu Herzen nehme wie das mögliche Glück. Ich stand auf, ging zum Zigarettenautomaten neben der Tür und warf eine Münze ein. Was meinst du mit problematischer Seite, fragte ich ihn, und dann warf ich noch eine Münze ein, noch eine, und dann zog ich krachend die Schublade heraus unter einem Stoß Gauloises Rot. Es gibt zwei Arten von Problemen, sagte mein Bruder, leichte und schwere, wobei einem auch die leichten bisweilen als sehr schwer erscheinen können und kompliziert zu beschreiben, aber bei aller begrifflichen und strukturellen Komplexität kann man sich meistens ungefähr vorstellen, wo nach einer Lösung zu suchen wäre, welche Daten wir brauchen, womit wir sie in Zusammenhang setzen können, was wir wo messen müssen, wann und warum. Mittlerweile hatte ich die Plastikfolie von der Schachtel abgerissen, den Deckel aufgeklappt und das Alupapier herausgezogen und zu Testzwecken eine Deadline im Kopf formuliert: noch *ein* Bier. Ich begann, leise zu lachen. Mein Bruder wurde darüber etwas ungehalten, ich freue mich, sagte er kühl, dass du das lustig findest, aber für mich ist es einigermaßen ernst, da ist ein Mensch unterwegs auf die Welt, und ich habe große Schwierigkeiten, mich zu entscheiden, ob ich mich darüber freuen soll oder weinen. Entschuldigung, murmelte ich und zündete mir eine Zigarette an. Ich nahm gerade den zweiten Zug, da fing plötzlich er an zu lachen, was mich beruhigte, und ich weiß noch, wie ich dachte, jetzt sind wir wirklich bedient, soll er in Ruhe zu Ende lachen, dann machen wir hier mal Feierabend, als mein Bruder plötzlich mit voller Wucht seine Stirn auf die Tischplatte schlug. Er ließ den Kopf liegen und lachte weiter, jedenfalls klang es so, seltsam heiser und flach, sein Rücken zuckte, ich saß schweigend und rauchend auf meiner Bank, die in Münchens einzigem Indoor-Biergarten natürlich drinnen stand auf dem dunklen Parkett, und im ersten Moment war ich erleichtert, weil ich dachte, dass sein Monolog nun zu einem Ende gekommen war und ich endlich ins Bett könnte, und im nächsten Moment war ich zutiefst beschämt von meinem Egoismus, es war offensichtlich, dass dieses Thema meinen Bruder sehr beschäftigte, ja, wahrscheinlich sogar belastete, und statt ihn zu trösten oder aufzuheitern, freute ich mich, ihn nun wahrscheinlich bald wieder alleine lassen zu können, und in diesem Moment, als mir das bewusst wurde, merkte ich, dass es gar nicht so leicht war, aus meiner Perspektive zu sagen, ob der Mann da mit dem Kopf auf dem Tisch und dem zuckenden Rücken lachte oder weinte, und ich erschrak und fragte mich, ob es ihm wohl recht wäre, wenn ich ihn von hinten umarmte, einfach so, oder ob ich vielleicht vorher etwas sagen sollte, ihn um Erlaubnis fragen, und dann dachte ich, dass er ja sowieso vollkommen betrunken war, und Alkoholiker, und dass es ja eigentlich einigermaßen normal ist, ab einem gewissen Alkoholpegel zu weinen, ich selbst weinte auch hin und wieder, wenn ich betrunken war, und dann sprang mein Bruder auf, ohne den Kopf vom Tisch zu nehmen, er streckte zuerst nur die Beine durch, riss sein Gesäß in die Höhe und schob dann seine Stirn nach vorn, etwas weiter in Richtung Tischmitte, gefährlich nah an die Kerze und den Aschenbecher zwischen uns, und dann schlug er links und rechts seines Kopfes mit der flachen Hand auf den Tisch, sprang ab und ächzte laut, als seine Arme plötzlich sein ganzes Körpergewicht halten mussten, aber sie hielten es, und dann stand er einfach so mit gestrecktem Rücken im Kopfstand mitten auf dem Tisch und hob vorsichtig seine Füße höher und höher, und ich sagte, pass auf, und er hob sie höher, und ich sagte, komm schon, hör auf, und er hob sie noch höher, und dann schwieg ich, und er verlor langsam das Gleichgewicht und fiel rückwärts genau auf mich zu, und ich breitete meine Arme aus, um seine Beine aufzufangen, die mich jedoch an der Schulter trafen und umrissen, und ich schlug auf den Boden und er erst mit dem Rücken auf den Tisch und von da dann auf mich. An meiner Wut merkte ich, dass mir nichts fehlte. Auf einmal lachte mein Bruder wieder, oder immer noch, ich wusste es nicht, aber lachte dann auch, es war ja ein ziemlicher Wahnsinn, das Ganze, und außerdem nichts passiert, zum Glück, und bald würde ich aufstehen und gehen können, ich war ganz erleichtert, als hätte ich mit meiner unfreiwilligen Rolle in diesem schwachsinnigen Kunststück nun endgültig meine Schuldigkeit getan, mehr kann man von jemandem, der einem nach wie vor zuhört, so spät in der Nacht nicht erwarten. Ich merkte, dass ich in meinem betrunkenen Geist allen Ernstes angefangen hatte, Argumente zu formulieren, warum es okay wäre, jetzt zu gehen, aber wer immer es war, der da sprach, in mir, richtete seine Erklärungen nicht an meinen Bruder, sondern eher an eine uns beiden übergeordnete Stelle, eine Behörde oder ein Amt, die Sprache, in der ich mich zu rechtfertigen begann, für mein Bedürfnis nach Schlaf und einem sicheren Ort mit ausreichend Sauerstoff, um in aller Ruhe zu beginnen, den Alkohol abzubauen, war keine, die ich in einem echten Gespräch mit einem echten Menschen nutzen würde, wie mir bewusst wurde, als vor meinem inneren Auge ein gestochen scharfes Bild meines Bettes erschien. Die Uhr über dem Tresen zeigte zwanzig vor drei. Vorsichtig begann ich, meinen zwar schlanken, aber durchaus schweren Bruder von mir herunterzuschieben oder eher mich herauszuwinden unter ihm, was er in keiner Weise unterstützte, im Gegenteil, ich bildete mir ein, er würde sich schwerer machen, obwohl ich genau wusste, dass das nicht möglich ist und er wahrscheinlich einfach noch ziemlich genauso lag, wie er auf mich gefallen war. Es gibt in Zürich eine Schlachterei namens Angst, hörte ich meinen Bruder dann sagen, erstaunlicherweise, während er immer noch auf mir lag, und dass die Lieferwagen, die die Schlachterzeugnisse ausfuhren, in der ganzen Region rot seien, nicht knallrot und auch nicht weinrot, nein, sie seien eindeutig blutrot, und er habe sich manchmal gefragt, wenn er einem solchen Fahrzeug früher an der Ampel begegnete oder wenn er am Parkplatz der Schlachterei vorbeikam, die auf dem Weg lag zu dem Büroturm, wo er während seiner Zeit in der Schweiz vor einigen Jahren für eine Weile gearbeitet hatte, warum die Verantwortlichen des Unternehmens sich nicht für die Farbe Schwarz entschieden hatten, oder für Kalkweiß, und dann habe er sich immer wieder in Erinnerung rufen müssen, dass Rot in der visuellen Kommunikation nun mal als die effektivste Reizfarbe überhaupt gelte und dass die antiquiert anmutende Schriftart wahrscheinlich nur bei ihm diese finsteren Assoziationen wecken würde, mittelalterliche Heldensagen und ihre billigen Neuauflagen unter Himmler und Rosenberg, und dass die Menschen, die verantwortlich seien für die Beschriftung und Bemalung der Lieferwagen eines Schlachtereiunternehmens, das wahrscheinlich seit vielen Jahren so hieß wie die Inhaberfamilie, sich eben keine Gedanken machten über ein Gefühl, das ihre Produkte ganz sicher nicht kannten und ihre Rohstoffe auch nur zu einem gewissen Grad, jedenfalls müsse man wirklich ein Mensch sein, um einen blutroten Schlachtereilieferwagen mit der Aufschrift Angst bemerkenswert zu finden, und er sei sich, wie er sagte, unsicher, ob diese Fähigkeit ein Vorteil oder ein Nachteil sei. Ich weiß noch, dass mir in diesem Moment bewusst wurde, dass das Gewicht meines Bruders auf meinem Brustkorb doch kein so großes Hindernis war beim Atmen, wie ich zuerst meinte, unmittelbar nach seinem zweiten Sturz auf mich an diesem Abend, ja, ich war versucht, mir einzugestehen, dass ich ihm eigentlich dankbar war für diesen kurzen Moment der Irritation und für die Wärme, die aus der plötzlichen Nähe unserer Körper entstand, und eigentlich war es gar nicht so ungemütlich, so zusammen zu liegen, vorausgesetzt man war betrunken, und das waren wir, und dann stand mein Bruder auf und reichte mir seine Hand und zog mich hoch und holte mit leichtem Humpeln ein Tuch vom Waschbecken hinter dem Tresen, um das Bier und die Scherben auf- und unter dem Tisch zusammenzuwischen. Jedenfalls sei mit diesem Satz im Grunde alles über die Welt gesagt, fuhr mein Bruder fort, in Zürich gibt es eine Schlachterei namens Angst, und ich sah ihn wahrscheinlich verständnislos an, jedenfalls ist mir bis heute nicht klar, wie er das genau meinte, und ich erinnere mich leider nur noch sehr dunkel an die nun folgenden komplizierten Ausführungen zum Zusammenhang zwischen der nackten Faktizität und ihrer Verstärkung in der Beschreibung oder so ähnlich, und dann sagte mein Bruder noch etwas in dem Sinne, dass die schlimmsten Ereignisse immer viel schlimmer seien als die viel, viel schlimmeren Pläne, logischerweise, ein Stammgast aus der Kapuzinerklause sei früher beim Geheimdienst gewesen, und der habe ihm mehrfach gesagt, dass wir uns alle glücklich schätzen könnten, dass wir keine Ahnung hätten, was alles geplant und versucht werde, von irgendwelchen Verrückten mit oder ohne Programm, da gebe es das ausgefallenste Zeug, bei dem zum Beispiel Fahrzeuge viel virtuoser eingesetzt werden sollten als der heute beinahe klassische Transporter in einer Fußgängerzone, er habe detaillierte Pläne gesehen über einen konzertierten Schlag auf Bundesstraßen im ganzen Land, genau zur Zeit des Freitagsgebetes sollten nicht weniger als hundert Selbstmordattentäter ihre Fahrzeuge in den Gegenverkehr lenken, die Anschlagsorte wären dabei so ausgewählt gewesen, dass sie, würde man sie später auf der Karte verbinden, einen Halbmond ergeben hätten oder ein umgekehrtes Kreuz, so genau wisse er das nicht mehr, jedenfalls seien die Planer anscheinend nicht sehr firm gewesen in salafistischer Symbolik oder in sonst irgendetwas, sonst hätte man sie ja nicht rechtzeitig gestoppt, und von einem französischen Kollegen hätte er Informationen erhalten über bevorstehende Angriffe mit TGVs, die mit Höchstgeschwindigkeit in Kopfbahnhöfe fahren sollten, Paris Montparnasse, Gare de l'Est, aber auch München und Frankfurt am Main, und unzählige derartige Ideen mehr, aber am meisten hätte ihn der Plan einer kleinen Zelle aus La Chaux-de-Fonds verunsichert, die sich zeitgleich von Norden und Süden dem Gotthardtunnel nähern wollte, in Reisebussen, mit diesen die Ein- und Ausgänge blockieren, aussteigen, die Busse in Brand setzen und dann mit Sturmgewehren in Ruhe zum Treffpunkt in der Tunnelmitte spazieren, wobei sie unterwegs einem Auto nach dem anderen einen Besuch abgestattet hätten, immer zu zweit, ein Kameramann und ein Schütze. Neben dem tatsächlichen Töten wäre an diesem Plan vor allem das mediale Massaker unvergleichlich gewesen, vielleicht nur noch zu übertreffen von einem etwa zwei Minuten vorher angekündigten, gezielt herbeigeführten Flugzeugabsturz auf die Bierzelte des Münchner Oktoberfestes an einem Samstagabend, während des Italiener-Wochenendes. Als mein Bruder etwas ausholte, um den jeder Betrachtung inhärenten grausamen Aspekt der Verdinglichung ein wenig näher auszuführen, versuchte ich, mich mit aller Kraft auf die mit Glitzer besprühte Schneesimulation aus Watte zu konzentrieren, oben auf der Biergartenlaterne am Ende des Tresens. Aber man muss, fuhr mein Bruder fort, wie man am Beispiel eines normalen Schlachthofs sehen kann, ob er nun Angst oder Huber heißt, gar nicht Verrückte oder Mörder bemühen, um zu verstummen vor Staunen über die Variationen des Leids, die diese Spezies trotz allen Wissens und aller Forschung, zu Geschichte und Empathie zum Beispiel, auch heute noch zu erzeugen imstande ist, vor Staunen über die Art und Weise, wie wir uns dieses Leid vergegenwärtigen oder eher wie viel wir bei dem Versuch und im Glauben, ihm durch eine knappe Erwähnung immerhin ein Mindestmaß an Respekt zu bekunden, verschweigen, verdrängen, lächerlich machen, zu einer Nebensache degradieren, zu der es nicht viel zu sagen gibt, außer vielleicht, scheiße gelaufen. Er habe, sagte mein Bruder, und seine Stimme wurde ein wenig brüchig, nachdem er neulich eine kleine Meldung in der Regionalzeitung gelesen hatte, in der Rubrik Vermischtes, mehrere Nächte wach gelegen und versucht, sich vorzustellen, wie es sich angefühlt haben mag in einem der Leben, die sich hinter der Überschrift *Kondomautomat gesprengt, Täter (17) tot* verbargen, und seine Wut auf die Respektlosigkeit dieser Welt, die aus dem elenden Verrecken eines vermutlich etwas spätpubertären jungen Mannes einen erbärmlichen Witz machte, habe sich, wie er sagte, ins Maßlose gesteigert, als er sich abwechselnd in die Rollen des Passanten, der das Opfer findet und die Polizei ruft, des ersten Polizisten am Tatort, des Leichenwagenfahrers, des Gerichtsmediziners und des Sprengstoffsachverständigen versetzte. Aber, wenig überraschend, das, was die Eltern empfunden haben mochten, als man ihnen die Nachricht überbrachte von den Umständen des Ablebens ihres Kindes, das habe er nicht einmal versucht, sich vorzustellen, nur dieses, aus dem Sonntagabendprogramm der ARD uns allen wohlbekannte Bild, wie ein bedrückter Beamter an einer Tür klingelt, nachdem der Junge schon ein paar Stunden überfällig ist, die Eltern öffnen, und für den Bruchteil einer Sekunde ist die Welt noch in Ordnung, hier in der warmen Abendsonne stehen drei Angehörige derselben Spezies, vereint in ihrem harten Schicksal, dass sie den Mutterleib einst viel zu früh verlassen mussten, nackt und unfertig und unfähig, zu stehen oder zu gehen, und all das nur wegen ihrer viel zu groß geratenen Köpfe. Oder *Hubschrauber stürzt in Nationalpark auf Hochspannungsleitung. Neun Elefanten tot.* Hast du schon mal einen Elefanten gesehen, fragte mein Bruder, und ehe ich antworten konnte, sagte er, ja, natürlich, wahrscheinlich auch zwei oder drei, je nach Größe des Zoos oder Zirkus, den du zuletzt besucht hast, vielleicht hast du auch schon mal vier gesehen oder fünf, aber jetzt stell dir mal neun von denen vor, zehn minus eins, und drüber ein Hubschrauber, auf der Jagd nach Wilderern, eigentlich will er die Elefanten beschützen, und dann stürzt er in die Leitung, und die Leitung bricht und fällt runter, so unglücklich genau auf die Tiere, dass durch jedes einzelne dieser Herde 50000 Volt strömen. Und neulich habe er einen Artikel in der *New York Times* gelesen, in dem es um die Bedrohung der Vereinigten Staaten durch die Atomrakete eines sogenannten Schurkenstaates ging, und der Fachmann für das Raketenabwehrprogramm, der interviewt wurde, äußerte seine tiefe Besorgnis, ja, Angst vor einem Angriff mit einer einzelnen Rakete, dem einfachsten Ziel für die Abwehr, das man also um jeden Preis treffen müsste, was aber keineswegs sicher sei, und die Vorstellung, eine einzelne Atomrakete zu verfehlen, die unterwegs sei Richtung amerikanisches Festland, sei vor allem darum so schrecklich, weil sich dann zeigen würde, dass die Investitionen der letzten dreißig Jahre in Höhe von siebenhundert Milliarden Dollar umsonst gewesen seien. Stell dir das bitte einmal vor, kleiner Bruder, sagte er dann, und seine Stimme klang nun ein wenig heiser, dieser Typ hat so große Angst davor, im Angesicht einer einigermaßen überschaubaren Herausforderung zu scheitern, dass es ihm eigentlich lieber wäre, keine Chance zu haben. Hat er sich das genau überlegt? Was bedeutet *keine Chance* überhaupt, global gesehen? Und ist eine Fehlinvestition wirklich die schlimmste Form des Scheiterns, die größte denkbare menschliche Schande? Von all diesen Dingen sei keine Rede gewesen, sagte mein Bruder, auch nicht davon, was eine einzelne Atomrakete anrichten würde, wenn sie das amerikanische Festland erreichen würde, ebenso wenig wie in der Rede des damals amtierenden Präsidenten erwähnt wurde, was mit den fünfundzwanzig Millionen Einwohnern des Schurkenstaates geschehen solle, sollte er gezwungen sein, jenen Staat präventiv zu vernichten. Aber auch wenn ihn diese Dinge persönlich nicht so sehr erschreckt hätten, er sei ja damit aufgewachsen, erzählte mein Bruder, er habe schon in der siebten Klasse im Englischunterricht Aufsätze schreiben müssen über den Nutzen der nuklearen Abschreckung, sei es dennoch ein bemerkenswertes Beispiel für die Unzulänglichkeit der menschlichen Sprache, um menschliches Handeln und seine möglichen Folgen zu beschreiben, und manchmal frage er sich, ob es nicht überhaupt besser sei, man rede nur über angenehme Dinge oder vielleicht sogar noch besser gar nicht. Wenn man aber nicht für immer allein in einer Hütte in Norwegen leben möchte, stellt einen ein Schweigegelübde im Alltag vor große praktische Probleme, fuhr er fort, auch und gerade in Bezug auf die Dinge, von denen man nicht sprechen kann, weil sie dann ja doch immer wieder verhandelt werden von irgendwem, immer einfacher und klarer und autoritärer und radikaler, um anderen Antworten zu geben auf ihre Angst und sie damit auf die eigene Seite zu ziehen, mächtiger zu werden, reicher, unsterblich, denn darum geht es im Kern, wie begegne ich meiner Angst vor dem Tod, was kann ich tun, um sie zu lindern, alle anderen Ängste sind letztlich Varianten dieser einen einzigen echten, jedenfalls will ich, nein, muss ich glauben, sagte mein Bruder, dass all diese Leute, die ich nicht verstehen kann, auch an etwas glauben, dass es ihnen wirklich um etwas geht, dass sie nicht nichts wichtig finden, sondern wenigstens irgendetwas, Deutschland, oder Allah, oder Geld, wenn sie Wohnheime anzünden, oder Pendler sprengen, oder Sozialleistungen kürzen, eine seltsame Reihung, ich weiß, gab er zu, was mich etwas besänftigte, ich merkte, dass ich begonnen hatte, vorsichtig mit dem Kopf zu schütteln, so sehr missfielen mir seine Vereinfachungen, und dann sagte er, es ist alles viel zu schrecklich, als dass es nicht wenigstens einem eingebildeten Zweck dienen muss, alles andere wäre schlicht nicht auszuhalten, und deswegen habe er sich vor einiger Zeit entschieden, von ganzem Herzen daran zu glauben, dass alle bösen, schlechten oder unfähigen Menschen, die andere Menschen zerstörten, oder Tiere, oder den Planeten, dies in der tiefen, aufrichtigen Überzeugung täten, es geschähe zum Wohl ihrer Kinder, die es einmal besser haben sollten, in einem Kalifat, oder einem Ferrari. Und genau deswegen ist das das leichte Problem, sagte mein Bruder, denn wenn man alles Schlechte, von der Massentierhaltung über die Boulevardpresse bis hin zu Goldman Sachs und IS, als unterschiedlich extrem fehlgeleitete Handlungen aus Sorge um den eigenen Nachwuchs interpretiert, dann ist zumindest theoretisch eine Verständigung möglich, an einem fernen Tag. Ihm selbst zumindest sei es gelungen, das leichte Problem zu lösen, auch wenn es nicht wirklich leicht gewesen sei, aber er habe es geschafft, seine Wut auf die zu überwinden, die, scheinbar ohne zu zögern, Tag für Tag lügen, betrügen und hetzen, ausbeuten und enthaupten, weil ihm, wie er sagte, klar geworden sei, dass Wut ebenfalls Angst ist, die Angst vor den eigenen Zweifeln, und dass es, wenn er wirklich glaubt, dass das Leben lebenswert ist, also der Teil davon, den er einsehen kann, wie er sich ausdrückte, dass es dann seine heilige Pflicht sei, seine Angst endgültig zu überwinden, die vor seinen eigenen Gedanken ebenso wie die vor den Taten der anderen, auch wenn sie so aussehen wie die Typen auf den Titelseiten am Morgen nach einem Terroranschlag, eigentlich müsse er schon den Begriff überwinden, denn wer solle das bitte sein, *die anderen*, das sei ja das Wunderbare an diesem Konzept, wenn alle alles für ihren Nachwuchs täten, könnten potenziell alle alle verstehen, eines Tages, und jeder könne, wenn er wolle, Belege finden für diese Theorie in seiner direkten Umgebung, er persönlich habe nie einen wirklich niederträchtigen Menschen getroffen, jeder, den er kenne, trage Liebe in sich, sagte er, und sei es für einen Fußballverein, und wenn er, das sei ihm in letzter Zeit klar geworden, an diese Liebe glaube, wirklich fest daran glaube und daran, dass aus ihr alles wachsen kann, auch und gerade eine Zukunft für ein Kind, sein Kind, das Lisha unter ihrem Herzen trage mit oder ohne sein Erbgut, und dessen erste vorsichtige Tritte er neulich gespürt habe durch die Bauchdecke seiner geliebten Frau, dann habe er keinen Grund, wütend zu sein auf die, die alles hassen, außer ihrem Gott, ihrem Geld oder ihrer DNA, weil er in ihnen immer nur die Seite in sich bekämpfen würde, die selbst töten und sterben will und Nein sagen zur Möglichkeit einer besseren Welt. In Gedanken zählte ich leise bis zehn, dann sagte ich, und das schwere Problem? Kennst du den Keller von Marc Dutroux, fragte mein Bruder, und ich dachte kurz daran, dass er vor ein paar Monaten eine Weile im Keller des Wirts vom Flaschenöffner gelebt hatte, nachdem er rausgeflogen war bei seiner Ex, aber dann eröffnete er mir, dass er, seit er wisse, dass Lisha schwanger sei, fast jede Nacht vor dem Rechner verbracht und sich Dokumentationen über den spektakulärsten Fall von Kindesmissbrauch in der jüngeren europäischen Geschichte angesehen hatte, und mit den Worten, ich muss genau wissen, was das für eine Welt ist, in die ich einen neuen Menschen setze, zündete er sich eine Zigarette an. In der Pause, die nun entstand, spürte ich plötzlich eine Art Übelkeit, die eigentlich nicht nur vom Alkohol kommen konnte, nein, es war eher eine vage Ahnung von dem Opfer, das darzubringen mein Bruder sich offenbar auferlegt hatte, indem er die Möglichkeit eines neuen Glücks mit übermenschlicher Verantwortung belud, in genau dem Moment, in dem er von ihr erfuhr. Ich hatte natürlich auch von Dutroux gehört, aber nur so viel, dass ich in der Lage gewesen war, damals, in den Neunzigerjahren des letzten Jahrhunderts, als diese Affäre aufgedeckt wurde, rechtzeitig zu merken, wenn sie irgendwo zur Sprache kam, um dann schnell das Thema zu wechseln, oder den Aufenthaltsort, und ich denke, dass es an dieser mir immer noch eigenen Neigung zum Verdrängen liegt, dass ich mich an die nun folgenden Ausführungen meines Bruders nur noch als an eine Reihe ungeordneter Elemente erinnere, eine Menge des Grauens, endlich und abzählbar, ohne Sinn oder Syntax: ein Keller, ein Konservenregal, eine Tür dahinter, dahinter ein Betonbunker, Dunkelheit, sechs Quadratmeter, zwei Mädchen, beide acht Jahre alt, glatte Wände, Hautabrieb, Dunkelheit, dann plötzlich ab und zu Licht, eine Treppe nach oben, ein Zimmer im ersten Stock, eine verdreckte Matratze, Handschellen, Videokameras, ein Spekulum, Gleitcreme, die Treppe nach unten, die Tür, die Dunkelheit, das Warten, die zufällige Verhaftung Dutroux' wegen Autodiebstahls, zwei Wochen Untersuchungshaft, die Besuche der Ehefrau zur Fütterung der Hunde, das Warten, der Hunger, das Warten, die Dunkelheit, der Hunger, der Hunger, die Besuche der Ehefrau zur Fütterung der Hunde, das Warten, der verdammten Hunde, verdammt noch mal, die Rückkehr nach der Untersuchungshaft, die Tür, der Gestank, die Entsorgung der beiden in völliger Dunkelheit elend verhungerten Mädchen, in den einzigen zwei Wochen ihrer Haft, in denen sie nicht mehrmals am Tag penetriert worden waren, mit einem acht Zentimeter breiten Gegenstand, nicht einmal neun Jahre alt, in je einem Plastiksack, das Graben im Garten, das langsame Über-den-Rand-der-Grube-Treten der schweren Säcke, in denen das war, wovon verheulte, flehende Eltern Abend für Abend im Fernsehen sprachen, der Geruch von frischem Erdreich und Gras. Was ein Spekulum ist, habe ich meinen Bruder damals nicht gefragt, aber an das Wort erinnere ich mich sehr gut, obwohl wir vorher und nachher nie wieder darüber sprachen, nicht zuletzt weil ich Angst hatte, ihn dazu zu bringen, noch mehr ins Detail zu gehen, und ich weiß noch, wie unruhig ich wurde, zum einen, weil ich nun doch immer dringender auf die Toilette musste, und zum anderen, weil ich gerne das Thema gewechselt hätte, wie früher, oder nach Hause gegangen wäre, aber irgendwie hatte ich auch das Gefühl, ihn trösten zu wollen, damals hielt ich das noch für möglich und den Impuls dazu für echte Bruderliebe, nicht für eine eingebildete Pflicht, und so war ich, als eine der wenigen Pausen in seinem Redefluss etwas länger wurde, weil er erst mir und dann sich selbst eine neue Zigarette anzündete, unfähig, mich zwischen der Frage nach dem Sinn seiner Selbstgeißelung und meiner Abmeldung auf die Toilette zu entscheiden, ich blickte ihn nur weiter an, wahrscheinlich nickte ich, das tat ich die meiste Zeit, während er sprach, und in dem Moment brach es aus ihm hervor, aus der Erde kommen wir, in die Erde müssen wir wieder zurück, und ich erinnere mich noch, wie ich für einen Augenblick dachte, dass dies vielleicht der Moment ist, in dem die informative Ebene unseres Gesprächs überlagert wird von der klanglichen, möglicherweise ging es ab hier nur noch darum, eine vertraute Stimme in bekannte Einheiten zu unterteilen und dieser Reihe von Einheiten durch ihre äußere, grammatikalische Ordnung den Anschein einer inneren Ordnung zu geben, die sie schon lange verloren hatte, ein als Rede getarntes, rhythmisches Summen, allerdings mit dem gleichen, zutiefst menschlichen Ziel, das jeder Austausch von Zeichen hat, der Erzeugung von Nähe. Ich lächelte. Weißt du noch, wie wir im Wald gespielt haben, am Ende der Straße, sagte mein Bruder dann mit einer gewissen Begeisterung, und ich nickte wieder, obwohl ich mich nur an den Wald erinnerte, am Ende der Straße, und daran, dort gespielt zu haben, aber leider nicht mehr an ihn. Er behauptete, dass wir dort früher unter die Wurzeln umgestürzter Tannen gekrochen wären und die Hohlräume mit bloßen Händen vergrößert hätten, und angeblich hätten wir fest vorgehabt, dort einmal eine Nacht zu verbringen, in völliger Dunkelheit und allein, mit der Feuchtigkeit und den Kellerasseln, weißt du noch, fragte er wieder, und ich sagte Ja, weil ich natürlich auch unter umgestürzte Baumstümpfe gekrochen war und natürlich auch die Hohlräume mit der Hand vergrößert und vorgehabt hatte, dort unten zu übernachten, wahrscheinlich ungefähr zehn Jahre später als er, aber das spielte im Moment keine Rolle, und ich weiß noch, wie ich damals dachte, dass man es ja durchaus so sehen konnte, dass wir in dem Maße, in dem sich unser Erbgut überschnitt, einander auch wirklich begleitet hatten, immer und überallhin, mir gefiel der Gedanke, auch wenn mir bald bewusst wurde, dass er nicht ganz zu Ende gedacht war, und dann sagte er, dass wir einmal sogar so getan hätten, als würden wir es jetzt tun, also dort schlafen, in der Abenddämmerung, es sei klar gewesen, dass es nur ein Test war, wir hatten niemandem etwas gesagt, und Kinder können ja nicht einfach spontan entscheiden, im Wald zu schlafen, und die frisch umgegrabene Erde hätte sich anfangs sogar angenehm weich angefühlt unter unseren Anoraks, und wir hätten zufrieden ausgeatmet, immer ruhiger und langsamer, aber dann sei die Feuchtigkeit des Erdreichs durch unsere Jacken gedrungen, uns wurde kälter und kälter, und irgendwann seien wir aufgesprungen und unter dem Baumstumpf rausgeklettert, als müsste es möglichst schnell gehen, als wäre es, wenn wir nur eine Sekunde zu lange zögerten, nicht mehr möglich, unsere Grube je wieder zu verlassen, und dann rannten wir, Wurzeln und Stämmen ausweichend, bis wir zu unseren Rädern kamen, stiegen auf und rasten nach Hause, und das Einzige, er hob einen Zeigefinger, was von unseren Plänen blieb, war die Erde unter unseren Nägeln, die meine Mutter mir wieder herauswusch, er war alt genug, um das selbst zu tun, und außerdem war seine Mutter damals ja schon aus der Familie entfernt worden, versetzt, sozusagen, in eine Zweizimmerwohnung in einem anderen Teil der Stadt. Dann brach er ab, und ich spürte wieder diese merkwürdige Schuld, von der ich wusste, dass sie unbegründet war, ich war ja noch nicht auf der Welt gewesen, als mein Vater seine Mutter verlassen hatte, aber ich bin natürlich ein direktes Ergebnis dieser Handlung. Eigentlich meine er aber etwas ganz anderes, fuhr mein Bruder dann fort, der Wald, in dem wir gespielt hatten, sei ja im Grunde kein Wald, sagte er, diese geraden, ordentlichen Reihen dünner, fast kahler Stöcke, die nur um die Krone herum ein paar Ästchen hatten, wo die Wege im Frühling mit ockerfarbenen Steinen aufgeschüttet wurden, für größere Trittsicherheit beim Joggen, nein, er meine einen Wald, der nicht vom Menschen bestimmt sei oder von forstwirtschaftlichen Überlegungen, sein Wald bestehe allerdings auch nicht aus Bäumen oder nicht nur aus Bäumen, sondern vor allem aus Körpern, mit unterschiedlichen Träumen und Wünschen, Sehnsüchten und Zwängen, mit großen und kleinen, weichen und harten Herzen, und Hirnen, die die Umwelt auf ganz verschiedene Arten repräsentieren würden, obwohl sie in ihrer organischen Grundstruktur ununterscheidbar wären, und deswegen sei sein Wald auch so verdammt unübersichtlich, weil die Bilder, die sich die verschiedenen Hirne machten, sofort in ihn eingepflanzt würden und mit Bildern von Bildern vermischt, Kopien von Kopien, aus Fleisch und Blut, und Silizium, oder Papier, und das Einzigartige an dem Wald, den er meine, sei, dass man nie genau wisse, wo er aufhört und wo er beginnt, weil er im Grunde überall sei, in dem unermesslichen Raum rund um mindestens zwei Bewusstseine beim Versuch, miteinander in Kontakt zu treten, ein Strom unzusammenhängender Einzelereignisse, von nichts geordnet außer der Zeit. Er meine einen Wald, setzte er dann neu an, in dem ein entflohener Verbrecher, der meistgesuchte, meistgehasste Mann des Landes, der bei einem Besuch eines Gerichtsgebäudes, der ihm gewährt worden war, um sich auf seinen Prozess vorzubereiten, einen seiner Bewacher überwindet und flieht, trotz Großalarm und über tausend Verfolgern der Staatsmacht schließlich von einem zufällig vorbeikommenden, glücklicherweise bewaffneten Förster gestellt wird, einen Wald, der sich nicht um die Regeln kümmert, die unsere Gesellschaft gemacht hat, sondern der nur eine Fortsetzung des Weltalls ist, blind und stumm einander umkreisende Körper, die manchmal zusammenstoßen, freie Assoziationen eines betrunkenen Gottes. Es habe satanische Messen gegeben, bei denen Säuglinge geopfert worden seien, Orgien mit Kindern auf Bestellung, er habe die Verhörprotokolle auf WikiLeaks gefunden, er habe sogar ein bisschen Französisch gelernt, jeden Abend habe er vor dem Einschlafen einen anderen Satz dieser ihm fremden Sprache wiederholt, so lange, bis er für ihn eine Bedeutung hatte, auch wenn sie nur in der Erkenntnis bestand, dass es völlig egal war, ob man einen Satz über eine Grausamkeit an einem Kind in einer Sprache sagt, die man beherrscht, oder nicht, zu verstehen gibt es da sowieso nichts, sagte er, und wenn er doch ab und zu bei einer Übersetzungsplattform im Internet nachgesehen hatte, dann nur, um sein Nicht-Verstehen einigermaßen zu kontextualisieren. Die Teilnehmer einiger Orgien hätten zu den besten Kreisen der belgischen Gesellschaft gehört, sogar Mitglieder der Königsfamilie seien eindeutig identifiziert worden, von einem der über zwanzig Zeugen, die später auf mysteriöse Weise zu Tode gekommenen seien, in den knapp zehn Jahren zwischen der ersten Verhaftung Dutroux' und seiner Gerichtsverhandlung, der einzige einigermaßen klare Fall dabei sei das Ableben des zuständigen Generalstaatsanwalts gewesen, zum Zeitpunkt von Dutroux' Prozess, ein selbst zugefügter Schuss durch den Mund, schon am nächsten Tag sei eine schwere Depression als Ursache öffentlich bekannt gegeben worden, von der die Ehefrau nichts mitbekommen haben will, auf die aber verschiedene vertrauliche Aussagen anonymer Ärzte hindeuteten und ein Stapel Rezeptquittungen im Papierkorb des Toten, so ähnlich wie rund zehn Jahre später, wie mir heute bewusst wird, als ein junger deutscher Pilot die ihm anvertrauten hundertneunundvierzig Passagiere angeblich absichtlich in eine Felswand geflogen hatte, mit dem Unterschied, dass vom Schädel des Richters damals noch genug übrig geblieben war, um in ihn hineinzusehen, auch wenn das natürlich weder damals noch heute erklärte, wie es gewesen sein musste, aus ihm hinauszusehen. Allerdings gab es weder damals noch heute einen Grund, an der Annahme zu zweifeln, dass es irgendwo da drinnen gewesen sein musste, in der hellrotockerfarbenen Masse, von der ein Teil noch im offenen Schädel des Richters war und der Rest an der Wand dahinter, eingetrocknet auf dem langsamen Weg nach unten, sein Ich und alles, was es gesehen hatte, behalten, verdrängt und vergessen. Ich bin noch immer etwas verstimmt darüber, nach all den Jahren, dass ich seit jenem Abend, wann immer ich auf den Namen Dutroux stoße, an den Wald am Ende unserer Straße denken muss, an die Erdlöcher, in denen wir immer nur vorgehabt hatten zu übernachten, denn von einer zeitlichen Nähe innerhalb der lange zurückliegenden, einigermaßen verworrenen Erzählung meines Bruders abgesehen haben diese beiden Themen für mein Empfinden rein gar nichts miteinander zu tun, und es wäre mir natürlich auch viel lieber, ich könnte an meine Kindheit denken, ohne im nächsten Moment daran erinnert zu werden, dass andere Kinder ganz andere Dinge erlebt haben, aber möglicherweise waren diese vertrauten, harmlosen Bilder zuvor auch so eine Art Schutz für mich, gegen die Angst und den Ekel, die die Erzählung meines Bruders in mir hervorrief, und während er sich tiefer und tiefer in sie hineinwühlte, blieb ich oben, an der Stelle, wo die Straße nur noch auf einer Seite bebaut ist, wo der Acker beginnt und die kleine Koppel steht mit dem baufälligen Stall, in dem es, als wir noch Kinder waren, Ziegen gegeben hatte und Schafe, die wir mehrmals in der Woche besuchten, sobald ich Fahrrad fahren konnte, und als die Worte meines Bruders anfingen mir zuzusetzen, folgte ich in Gedanken dem schmalen Kiesweg, vorbei am Stall, dorthin, wo er nach und nach in den Fichten verschwindet. Bist du noch da, fragte mein Bruder. Ich spürte seine schwere Hand an meinem Nacken und sah, wie sich Furcht, Sorge und Wut abwechselten in seinem Gesicht und dann auflösten in einem völlig grundlosen, schallenden Lachen, der verzweifelte Versuch des Betrunkenen, durch Lärm Freude zu erzeugen, der letzte, scheiternde Ausbruch aus diesem Zustand kurz vor dem Vollrausch, in dem emotionale Selbstkontrolle und Vernunft bereits vollständig narkotisiert sind, und einiges andere auch, schwindliger konnte uns eigentlich nicht mehr werden, das Einzige, was das Bier noch erzeugte, war zunehmende Übelkeit. Jetzt gehe ich, dachte ich und streckte meinen Rücken. Es gibt vielleicht eine Lösung für das schwere Problem, sagte mein Bruder dann, und er sah dabei nicht mich an, sondern seine Zigarette, und sofort sackte ich wieder zusammen, meine Entschlossenheit, den Abend zu beenden, löste sich auf im stehenden Rauch, ich war nicht fähig, der Absicht meines Bruders, mich teilhaben zu lassen an seinen Gedanken, irgendetwas entgegenzusetzen, obwohl ich schon meine eigenen unerträglich fand, die Vorstellung, nur noch eine einzige Minute länger in dieser stickigen, überheizten Wirtsstube zu sitzen, und die damit unweigerlich verbundenen weiteren Biere machten mir ernsthaft Angst, ich fühlte mich vom Schicksal ungerecht behandelt, weil ich eigentlich so etwas wie Stolz spürte, schon so lange ausgehalten zu haben, mit ihm, und mir das Zeug anzuhören, das er so von sich gab, in seinem Rausch, und kurz ehe ich begann, dem Widerwillen nachzuspüren, der in mir aufstieg beim Anblick der stark geröteten, halb geschlossenen Augen, des wirren Haars und der eingefallenen Wangen des Mannes mir gegenüber, erinnerte ich mich daran, dass er mein Bruder war. Er habe sich schon vor längerer Zeit eine kleine Geschichte ausgedacht, sagte er, als ich mich wieder etwas aufgerichtet hatte und mir sogar eine Art Lächeln gelang, eine Geschichte, um seine Lösung des schweren Problems zu verdeutlichen, sofern es überhaupt eine Lösung sei, und diese Geschichte spiele in nicht allzu ferner Zukunft, sagte er, oder in der Vergangenheit, das spiele eigentlich keine Rolle, Zeiten wie die, die er meine, hätte es immer gegeben und werde es immer wieder geben, und das eindeutigste Merkmal solcher Epochen sei die immer und überall anwesende Angst, vor Einsamkeit, Armut und Tod, Krankenhauskeimen, Übergewicht, Hexen und schlechter Netzabdeckung, vor Weißbrot, Freihandel und Flugreisen, vor Kohlenstoffdioxid, vor schnellen Geländewagen auf der linken Spur, vor der Autolobby, vor Russland, Amerika, Brüssel, vor Verordnungen über die Mehrsprachigkeit von Ortsschildern im Baskenland, vor Kompromissen wie dem, die lokale Sprache zwar ganz oben abzudrucken, aber die der Herrscher in bold, vor Neuankömmlingen, Alteingesessenen, Frauen, Kindern und Hunden, vor Männern mit dunklen Bärten und langen Haaren und vor dem, was sie sagen oder eben nicht sagen, vor ihrem geheimnisvollen Gesang. Deutschland sei ja ganz schön, sagte mein Bruder, wenn man es sich einmal in Ruhe ansehe, von einem Zug aus, mit zweihundert Kilometern pro Stunde durch eine bewaldete Ebene jagend, zwischen zwei Mittelgebirgen hindurch, deren Namen man seit der Grundschule nicht mehr gehört hat, und hier und da liegt ein Dorf im Grün, und das Weiß seiner Mauern ist klar abgegrenzt vom Schwarz oder Rot seiner Dächer, und die Vorstellung, hier in der Pubertät zu sein, ist so grauenvoll, wie die Vorstellung passend erscheint, hier seinen Ruhestand zu verbringen, mit Büchern und Breitbandinternet, in einem der Häuser, die hier schon lange stehen und aus denen sich in regelmäßigen Abständen Söhne aufgemacht haben, um Frankreich zu erobern, oder Russland, Söhne, die gelernt haben, dass es Dinge gibt, die man nicht versteht, aber dennoch tun muss, zum Wohle des großen Ganzen, der gesamten Welt außerhalb jener frisch angefüllten Gruben zu ihren Füßen, irgendwo im Osten, die sind die, wir sind wir, alle irgendwann Erde, manche früher, manche ein wenig später. Es sei ihm noch immer nicht möglich, gestand mein Bruder, obwohl er es unzählige Male versucht habe, dieses berühmte Bild aus der Zeit der Einsatzgruppen länger als zehn Sekunden anzusehen, den Sitzenden, wie er ihn nannte, einen einzelnen Mann, modisch gekleidet, am Rande der offenen Erde, und unten ragen gekrümmte und verzerrte Körper und Körperteile ins Bild, schon nicht mehr als Menschen identifizierbar, nicht mehr benötigtes organisches Material, getötet und dann hinabgestoßen, angezogen und aufgenommen von einem gleichgültigen Planeten, Abfall im wahrsten Sinne des Wortes, während oben der nur von der Seite zu sehende Schütze steht, in der Faust die Faustfeuerwaffe, gerichtet auf das Genick des Sitzenden, in dessen weit geöffneten Augen alle Fragen aller Kindheiten leuchten und aller Philosophien, während der Schütze hinter ihm eher wie ein etwas altmodischer technischer Apparat wirkt, mit seinen hohen Stiefeln und Reiterhosen, funktionsfähig, aber irgendwie unzeitgemäß, und die Zuschauer hinter dem Sitzenden verschwimmen in der Gleichförmigkeit ihrer Haltung, ihrer Uniformen, ihres Geschlechts, eine Fototapete zur Erinnerung an einen unerforschten, lange untergegangenen Stamm, über dessen fantastisch grausame, sinnlose Rituale man heute nur noch staunend den Kopf schüttelt, Hethiter, Olmeken, Crow. Die SS, fuhr mein Bruder fort, mit irgendwie feierlicher Stimme, oder eher der Wehrmachtsfotograf, der zufällig anwesend war, hätte hier eine der beeindruckendsten Parabeln auf das menschliche Leben geschaffen, unten die Toten, hinten die Lebenden, beides unverständliche, unerreichbare Vertreter der Kategorie *die anderen*, und genau dazwischen der Mensch und sein Tod, fremd und vertraut, ganz nah beieinander, ohne sich zu berühren, nur einmal, am Ende, das seltsamste Paar des Alls. Ich holte tief Luft, wollte protestieren, mir schien das eine merkwürdig verknappte und vor allem beängstigend wertneutrale Deutung eines komplexen Verbrechens, aber er hob nur die Hand und schüttelte den Kopf, er sagte, er wolle nicht über den Holocaust diskutieren, nichts läge ihm ferner, dazu sei im Übrigen auch alles gesagt und doch niemals genug, aber das sei ein anderes Thema, er habe dieses Bild am Beginn seiner Geschichte nur erwähnt, um zu zeigen, dass ein einzelner Täter und ein einzelnes Opfer im Grunde völlig ausreichend seien, um das ganze Grauen der Vergänglichkeit, die ganze Tragödie der Hoffnung und das ganze Gewicht der Schuld zu erfassen. Ich nahm einen großen Schluck Bier. Er sei sich, fuhr mein Bruder fort, bewusst, dass seine Geschichte kitschig wirken könne und konstruiert, aber das seien keine Kategorien der Wahrheit oder der Erfahrung, sondern ästhetische Urteile, die zwar ab einem gewissen Grad durchaus in den Abgrund des Moralischen stürzen würden, wie er sich ausdrückte, aber zunächst einmal nichts darüber aussagten, wie die Welt zu einem bestimmten Zeitpunkt an einem bestimmten Ort in Wahrheit gewesen sei. Ein Kind, dem Gewalt angetan wird, trägt ein Mickey-Mouse-T-Shirt oder nicht, aber wenn ein Mickey-Mouse-T-Shirt erwähnt wird in einer Geschichte über unschuldiges, sinnloses Leid, zieht es sofort alle Aufmerksamkeit auf sich, allen Hass, allen Ekel, und alle Kritik richtet sich plötzlich auf dieses an sich völlig irrelevante Detail der Erzählung, und der Grund dafür ist, dass die Schmerzen des Opfers ebenso wie die Gründe des Täters in ihrer unüberwindbaren Unzugänglichkeit für jeden, der nicht Opfer ist oder Täter, einen Hohn darstellen, dessen einzig sinnvolle Konsequenz die Absage ist, die Absage an die Existenzberechtigung dieses Planeten und aller auf ihm lebenden Tiere, Pflanzen und Bakterien, und genau hier kommt plötzlich der Stil ins Spiel, der Geschmack, das Schöne, ein heiliger, rettender Vorwand, eine Erfindung verzweifelter Moralisten, um von der Rätselhaftigkeit dieses ganzen menschlichen Unternehmens abzulenken, von der Vergeblichkeit des Versuchs, die Existenz von Leid zu verstehen. Ich halte, sprach mein Bruder weiter, den Beruf des Försters für grundsätzlich unterschätzt und die Position des Försters in unserer Gesellschaft für unzureichend gewürdigt und die Rolle des Försters im spektakulärsten Fall von Kindesmissbrauch in der jüngeren europäischen Geschichte für nicht einmal annähernd hinreichend eruiert, man stelle sich vor, ein Mann, der lesen kann, der weiß, was geschehen ist, in der Welt, in Europa, in Belgien, im Keller des Marc Dutroux, und der trotzdem weiterlebt, als wäre nichts, wissend, dass solche Dinge jeden Tag geschehen, überall, und der das nur kann, weil er seine Trauer und seinen Hass abspaltet und stillt, indem er sich mit anderen Dingen beschäftigt, mit Briefmarken, Fußball oder eben mit Forstwirtschaft, mit der durchschnittlichen Dichte des Buschwerks in der Gegend um Charleroi, mit den zarten Adern schütterer Blätter, mit Borkenkäferbefall. Was hättest du getan, sagte mein Bruder, und der Satz ging am Ende nach unten, das war keine Frage, in diesem empathischen Experiment war ihm der Ausgang längst klar, wenn er da plötzlich steht, von der gesamten Staatsmacht gejagt, vor dir, in deinem Wald, in den du dich zurückgezogen hast, um die Existenz genau solcher Themenkomplexe wie dieses Menschen mit den Handschellen, dem Schnauzbart und der Brille da vor dir vollkommen zu vergessen, du hast Bilder des Kellers gesehen, in den Medien, und Zeitungsartikel darüber gelesen, so weit, wie du konntest, und das war nicht weit, aber weit genug, um zu wissen, ja, jetzt könnte ich, wenn ich wollte, weinen, aber ich will nicht, also gehe ich weg, weit weg, irgendwo in den Wald, und dann steht er da plötzlich vor dir, und du hast ein Gewehr, du bist Förster, und du musst den Wildbestand regulieren in deinem Bezirk, du musst kranke, verletzte, gefährliche Tiere töten, und was davon ist der nicht, und du hältst das geschulterte Gewehr am Riemen, vorschriftsmäßig, du merkst, dass du es immer noch nicht heruntergenommen hast, du merkst, dass du dich schon eine ganze Weile nicht mehr bewegst, und die Erleichterung über dein Phlegma kippt genau jetzt in Wut, wo genau ist die Grenze zwischen Impulskontrolle und Impotenz, und dann nimmst du das Gewehr und gehst auf ihn zu, drei, vier schnelle Schritte, er wartet starr und stumm, gebückt, schuldbewusst, wie man denken könnte, wenn man an Wörter wie Schuld glaubt, lauernd wie einer, der nichts erwartet, aber alles nimmt, was er kriegt. Und der Kolben klatscht stumpf an die Wange, und sofort ist die Welt eine andere, und ein Mann liegt im Laub, aus dem Mund läuft ein feines Rinnsal dunkelroten Bluts, das sich unter braune und gelbe Blätter mischt, als wollte es sich verstecken. Und der Förster könnte jetzt noch ein- oder zehnmal zuschlagen und zu Ende bringen, was er begonnen hat, oder die Polizei rufen und ihre Suche beenden und seine Karriere als Förster, aber aus dem gleichen Grund, aus dem er zugeschlagen hat, kann er jetzt nicht noch mal zuschlagen, er lehnt Schmerz ab, zumindest gegenüber Wesen, die nicht wissen, was richtig ist und was falsch. Also hebt er den großen Kunststoffsack, den er hinter sich herzieht, hoch, kippt die von ihm heute Morgen entwurzelten invasiven Triebe wieder aus, stülpt den Sack über den liegenden, stöhnenden Mann, rollt den Bewegungsunfähigen ein, bis er vom Kunststoff umschlossen ist, und schleift den erstaunlich leichten Sack über das Laub auf dem Laub auf der Erde. Und am Rand eines Feldes löst er sich aus dem dichten Unterholz, genau neben einem Auto, und aus der Ferne sieht das, was als Nächstes passiert, aus wie ein Förster, der einen großen, schweren Sack organischer Abfälle einlädt in den Laderaum eines grünen Subaru Forester. Und irgendwie stimmt das ja auch. Aber schon als die Heckklappe knallt, kriegt er Angst oder merkt, dass er schon die ganze Zeit Angst hatte, was mache ich mit diesem Ding da hinten in meinem Auto, was mache ich ohne dieses Ding, was mache ich überhaupt, und er fährt los und fährt und denkt nach, so konzentriert, dass er für vier Runden vergisst, aus dem Kreisverkehr abzufahren, der zwischen dem Waldstück liegt und seinem Haus, vor dem er dann endlich ankommt, als es schon dunkel wird. Er steigt nicht aus. Fast wünscht er sich, der Typ hinten im Sack würde aufwachen und ihn erwürgen, von hinten, so wie man es aus Filmen kennt, dann würde er sich nicht mehr um ihn kümmern müssen, oder um seine Verantwortung gegenüber dem Bösen in der Welt, aber der Typ hinten im Sack ist weiter bewusstlos, es gibt kein Entkommen, der Förster sitzt am Lenkrad eines fahrtüchtigen Autos, der Schlüssel steckt, der Tank ist voll, und sein Führerschein gilt in siebenundzwanzig Ländern, also fährt er wieder los, in genau dem Moment, in dem die Straßenlaternen angehen, eine nach der anderen, wie ein Lichtspiel in einem französischen Renaissance-Schloss oder in der Lobby vom Caesars Palace Las Vegas Hotel, mit dem Unterschied, dass die exakt getakteten, perfekt aufgereihten kleinen Wunder hier nichts beleuchten, was glänzt oder konsumiert werden kann, sondern nur ein paar dunkle Reihenhäuser aus Backstein, davor Grasstreifen, Hecken und leere Straßen. Und er fährt aus dem Dorf hinaus, und es fällt ihm nicht einmal auf, als ihm eine lange Schlange Polizeiautos entgegenkommt, mit Blaulicht, aber ohne Sirenen und nicht gerade schnell, als hätte der Staat schon lang resigniert angesichts der vielen Merkwürdigkeiten bei diesem Fall, auch und gerade vonseiten der Polizei, man erinnere sich an den Beamten, der zu Protokoll gab, dass er bei einem Besuch im Haus des Mannes, der, wie sich später herausstellte, einen Wagen hatte, der dem glich, der gesehen worden war bei der Entführung von Laetitia, und der wegen Vergewaltigung vorbestraft war, Kinder hatte weinen hören, aber davon absah, das Haus zu durchsuchen, sich also natürlich auch nicht den Keller ansah, wegen dessen mehrere Monate währenden Umbaus es zu nicht weniger als siebzehn Anrufen der Nachbarn aufgrund von Lärmbelästigung gekommen war, denen allerdings nicht nachgegangen wurde, und die Stimmen der Kinder wurden gegenüber einem das Protokoll überprüfenden Vorgesetzten mit dem Verweis auf die dem Haus des noch nicht einmal richtig Verdächtigen nahe liegende Schule erklärt, an einem Vormittag um halb elf, im Winter, bei geschlossenen Fenstern. Irgendwann parkt der Förster den Wagen in der Tiefgarage eines Baumarktes am Ortsrand, er schließt das Auto nicht ab, wenn der Kindermörder weg ist, später, ist er eben weg, und er lässt sich viel Zeit beim Durchwandern der Gänge, wird kleiner und weicher im Bombardement aus bunten Lichtern und Lärm, frei stehenden Badewannen, Feuerschalen, Fugendichter und Powerstrips, genug Waren, um mehrere Leben mit Aktivität zu füllen, angepriesen auf Flachbildschirmen, und irgendwo tief in diesem Dschungel aus Stimmen halten sich angeblich auch ein oder zwei Verkäufer verborgen, manchmal sieht man einen am Ende des Ganges vorbeihuschen wie eine scheue, seltene Tierart, und wenn man ihm folgt und Glück hat, kann man sehen, wie er einem anderen Kunden im Vorbeigehen über die Schulter etwas zuraunt, haben wir nicht, können wir vielleicht bestellen, ich schicke gleich jemand zu Ihnen. Er aber braucht keine Beratung, er hat eine Vision, und mit jedem Teil, das er in die Hand nimmt, wird diese Vision konkreter, Kabelbinder, Schraubzwingen, Kanthölzer, Fichte, vier Stück, einen Meter lang, zehn mal zehn Zentimeter stark, Arbeitsplatte,

Furnier, zwei mal ein Meter, Farbe egal, und Kabel, Lötkolben und -zinn, eine Autobatterie, Kippschalter und Ersatzkontakte, Sekundenkleber, ein Seil, von dem er noch nicht so genau weiß, wofür, neue Blätter für die Stichsäge, die irgendwo noch herumliegen muss, im Keller, in einer Kiste, zusammen mit der Schlagbohrmaschine. Ob ich, und mein Bruder sah auf, zufällig wüsste, was Talion bedeute, oder Spiegelstrafe, ich verneinte, also erklärte er, dass in der *Constitutio Criminalis Carolina* im sechzehnten Jahrhundert mehrere Strafen vorgesehen waren, deren Durchführung die zu sühnende Tat entweder spiegelte oder auf andere Art zitierte, das bekannteste Beispiel für diese Art direkter Bezugnahme zwischen Verbrechen und Strafe sei sicher das in einigen arabischen Ländern immer noch praktizierte Abhacken genau der Hand, mit der zuvor ein Diebstahl begangen worden war, etwas aus der Mode sei dagegen das europäische Rädern, eine ursprünglich für Landstraßenräuber erdachte Hinrichtungsart, daher das schwere Rad, mit dem der Körper des Delinquenten zertrümmert wird und in dessen Speichen die zerbrochenen Gliedmaßen anschließend eingeflochten und dann mitsamt dem Rumpf auf einer Art Maibaum hoch aufgerichtet werden, als weithin sichtbare Warnung, und stehen gelassen, bis die letzten Erinnerungen an das Verbrechen von Vögeln gefressen worden sind, oder von Fäulnisbakterien, oder der Hitze der Sonne. Was macht man also mit einem Marc Dutroux, fragte mein Bruder dann, und er klang weder wütend noch zynisch, sondern ehrlich interessiert, er hätte schlicht keine Ahnung, was in dieser Situation zu tun sei, und sein Förster wisse es auch nicht, habe aber, hier machte mein Bruder eine bedeutungsvolle Pause, immerhin eine Idee. Ein Mann, der, wie man geneigt ist zu glauben, Freude hat am Leid von schutzlosen Kindern, während sie penetriert werden, oder verletzt, oder sonst wie gequält, sollte, da er offenbar nicht fähig zur Empathie ist, in eine Lage gebracht werden, in der er genau das empfindet, was sonst seine Opfer empfinden, nur so kann er lernen, dass es nicht richtig ist, was er tut, auch wenn ihn möglicherweise eine Neigung antreibt, die krankhaft zu nennen hier gar nicht das Thema sei, wie mein Bruder betonte, ihn interessierten eigentlich auch keine absoluten Kategorien, richtig, falsch, gut, böse, objektiv, ihn interessiere dieser eine konkrete Fall, ein Mann hat einen anderen Mann in seiner Gewalt, und das, was er über dessen Taten weiß, schmerzt ihn so sehr, dass er sich gezwungen sieht, zu handeln. Wie dieses Experiment ausgeht, wissen wir nicht, behauptete mein Bruder, können wir nicht wissen, aber schauen wir uns doch einmal an, wie es beginnen könnte: ein Stromkreislauf, unterbrochen am Glied des mit Schraubzwingen und Fichtenhölzern fixierten Gefangenen, flach ausgebreitet auf einer Arbeitsplatte, in die ein Loch gesägt wurde, durch das die Weichteile des Kindermörders hinunterbaumeln, wie doof so ein Pimmel doch aussieht, wenn er so ganz für sich ist, mit seinen beiden Hoden, feuchte, weiche, haarige Asymmetrie, wieso genau nennt man dieses Geschlecht stark, jedenfalls hat eine handelsübliche Autobatterie genug Ampere, um einen Kinderschänder zu verbrennen, der eine Kontakt ist wenige Zentimeter vor dem schlaffen Penis und der andere hinten, im Arsch, der Kopf des Gefangenen wird mithilfe der Schraubzwingen und einigen Kissen ebenfalls halbwegs in Position gehalten, genau über der mit Klebeband an den Kanten etwas abgerundeten Aussparung in der Holzplatte für das Gesicht, unter das ein kleiner kompakter Fernseher mit VHS-Rekorder, wir befinden uns im Jahr 1998, gelegt wird, auf den Rücken, die Mattscheibe also genau gegenüber den Augen, deren untere Lider mit einer dünnen Schicht Klebstoff bestrichen sind, wenn diese Augen sich schließen, bleiben sie zu. Dann werden dem Gefangenen verschiedene Filme gezeigt, Videos von Kindern, denen Gewalt angetan wird, in allen Schattierungen, von unerwünschten Zärtlichkeiten bis hin zur Vivisektion, und wenn nichts passiert, passiert nichts. Sollte aber, durch die Bilder oder die Schreie, sich die Blutzirkulation des Gefangenen ändern, solcherart, dass sein Glied wächst und sich aufrichtet, schließt sich der Kreis, und der Gefangene verbrennt an seiner verbotenen Liebe. Ein zeitlich begrenzter Rahmen, eine Decke über das Ganze, fertig ist die Installation aus Autobatterie, nacktem Gefangenen und Fernseher, und nach zwölf Stunden sieht der Förster nach, und wenn der Gefangene lebt, lässt er ihn frei, wenn er tot ist, beerdigt er ihn. Mein Bruder hielt inne. Ich war seit ein paar Minuten immer unruhiger geworden, hatte auf meiner Bank hin und her gezappelt und nach einer Gelegenheit gesucht, seinen Redeschwall zu unterbrechen, selber wieder einmal zu Wort zu kommen, ich hatte ja nun schon wirklich lange geschwiegen, und entsprechend überrascht war ich im nächsten Moment von der Lautstärke meiner eigenen Stimme, als ich sagte, aber er will das alles ja gar nicht, der Förster, der Förster will ja das Gute, er wünscht sich nichts sehnlicher als einen Grund, diesen Mann zu verschonen. Du hast recht, sagte mein Bruder mit strenger Stirn, aber dem Anflug eines Lächelns um die Lippen, zufrieden, dass ich bei der Sache war. Der Förster sucht eigentlich einen Grund, ihn gehen zu lassen, sich nicht dafür hassen zu müssen, ihn nicht ausreichend zu hassen, um ihm Gewalt angetan zu haben, als es in seiner Macht stand, und allein dieser Gedanke lässt ihn erschauern in Ekel und Unglauben, denn was hat er mit Macht zu schaffen, was können er und Macht jemals miteinander zu tun haben, er kann nichts anfangen mit Macht, schon gar nichts mit der über einen anderen Menschen, der Macht, ihm etwas anzutun, was dieser Mensch möglicherweise, ja, wahrscheinlich nicht will, er kann sich keinen Grund vorstellen, wieso man einem anderen Menschen nicht die Erfüllung all seiner Träume wünschen kann, immer und zu jeder Zeit, und er fühlt sich deswegen nicht besser als andere Menschen, er fühlt dabei nichts, für ihn ist das ein Naturgesetz, Sein ist besser als Nichtsein, Leben besser als Tod, Glück besser als Unglück, und je mehr alle von allem haben, umso besser für alle, und er hat überhaupt keine Ahnung, welcher politischen Position das entspricht oder ob es eine politische Position gibt, die dem entspricht, er glaubt nicht, er kann es nicht glauben, dass es Menschen gibt, denen es anders geht, er weiß wohl, dass es sie gibt, aber er kann sich nicht erklären, weshalb sie so sind, woher kommen diese Leute, welche chemische Reaktion hat ihre Gleichgültigkeit hervorgebracht, von welcher Sonne leuchtet ihr Hass, es ist ja schon rätselhaft genug, dass jemand ernsthaft nicht mit jeder einzelnen Faser seines Seins das Gute wollen kann für alle anderen, nein, scheinbar gibt es auch solche, die nicht nur das Gute nicht wollen, sondern sogar das Nicht-Gute wollen, also das Schlechte, Menschen, die andere Menschen als Feinde betrachten und ihnen wünschen, dass ihr Herz nicht mehr schlägt, ihr Blut zu zirkulieren aufhört und ihre Mägen beginnen, sich selbst zu zersetzen, und dass all ihre Träume, ihre Hoffnungen, das, was sie zum Lachen gebracht hat oder zum Weinen, das Gefühl ihrer Hände auf den Haaren geliebter Menschen, dass all das verschwindet und sich auflöst in nichts, und wofür, was wollen die, die den anderen nur das Nichts wünschen, eigentlich für sich selbst, wie können sie lieben, sehen und atmen und gleichzeitig denken, den und den mag ich nicht so besonders, ich hoffe, er ist bald tot. Also bricht er das alles ab, ehe es richtig begonnen hat, er macht den Mann los, der mittlerweile doch auch so etwas wie Angst entwickelt hat, immerhin ist er jetzt schon mehr als zehn Minuten nackt in der Nähe verschiedener Schraubenzieher, Stemmeisen, Zangen, Hammer, Sägen und Bohrmaschinen, normale Dinge in einem normalen Keller, die er beim Aufwachen flüchtig wahrnehmen konnte, ehe erst sein Körper fixiert wurde und dann sein Blick, aber am meisten setzt ihm merkwürdigerweise die Beschriftung der unter ihm ausgebreiteten Kartonverpackungen zu, ringsherum um den Fernseher, Goetschmann, Hydraulikholzspalter, hohe Spaltgeschwindigkeit, bis 20 Tonnen, und überhaupt die Tatsache, dass da überall Karton ausgebreitet ist, wie um grober Beschmutzung vorzubeugen, und zu alldem das ungewohnte Gefühl, gefesselt zu sein, und um die frei hängenden, zum Erdmittelpunkt strebenden Genitalien nichts außer kalter Kellerluft. Und als der Förster die Schraubzwingen löst, seufzt der Kindermörder so tief und so ehrlich und menschlich, dass der Förster sofort feuchte Augen bekommt, und dann denkt er an alte Geschichten von Heiligen, an die er, seit er Schamhaare hat, nicht mehr zu glauben versucht, und er wirft die Kanthölzer in die Ecke, berührt den Kindermörder versöhnlich am Rücken und schraubt ihn dann, so schnell er kann, auch am Unterschenkel los, dann fasst er den Kindermörder unter den Armen und richtet ihn vorsichtig auf, kopfschüttelnd, wie nah war er daran, eine Grenze zu überschreiten, wie viele Grenzen hat er bis dahin bereits überschritten, er streift ihm sanft mit dem Finger über das verkrustete Blut auf der Wange, der Mundwinkel des Kindermörders zuckt, einen Jochbeinbruch kann man nicht durch Einsicht heilen, der Kindermörder hat Schmerzen, er atmet schneller, der Förster streicht ihm über die Schulter, und als er dem gebeugt dasitzenden und brav wartenden Kindermörder den Klebstoff von den unteren Lidern entfernt, weint der Förster ehrlich und verletzlich, er gibt seinen Widerstand auf, umarmt sein Gegenüber und schluchzt, und die Tränen des Försters laufen den Rücken des Kindermörders hinunter und verfangen sich in den feinen Härchen oberhalb seines Gesäßes. Und wenn das ein Film wäre, würden wir jetzt sehen, wie der Kindermörder die soeben erleichtert geschlossenen Lider wieder öffnet, wie er den Kopf hebt und wie aus seinen Augen die Schwärze und die Kälte des Alls wieder in diesen gerade behutsam erwärmten Raum strömen, wie er gespielt zaghaft die Umarmung erwidert, während seine dunklen Augen die Umgebung absuchen und nach kurzer Zeit das Gewehr des Försters entdecken, das achtlos neben der Liege fallen gelassen wurde, und den Hammer, und noch weiter hinten an der Wand einen Stoß kleiner Brennholzscheite, und größere, dickere, schwerere, und ein Beil, das solches Holz spalten kann, und dann würden wir im Gegenschnitt das Gesicht des Försters sehen, der sich langsam beruhigt, dessen

Schluchzen abflacht in den Armen des Kindermörders, und wir würden ihm ansehen, wie vor seinem inneren Auge eine neue Welt aufgeht, in der Schwerter zu Pflugscharen werden, Lämmer bei Wölfen liegen und Förster Trost finden bei Kindermördern, die sie gerade noch foltern wollten, und dann würden wir sehen, wie die Hände des Kindermörders sich langsam vom Förster lösen, wie er noch einmal in Ruhe das Beil ansieht, und dann, wie der Förster blitzschnell zu Boden geht, vollkommen unvorbereitet niedergestoßen von der Kaltblütigkeit des Befreiten. Aber es ist ja kein Film, also passiert etwas völlig anderes, der Förster gibt dem Kindermörder stattdessen eine Decke, oder einen Bademantel, und dann bringt er ihn hoch ins Wohnzimmer, setzt ihn auf seine Couch, behutsam, stützt ihn, dann geht er in die Küche, setzt Tee auf und fragt, ob der Kindermörder nicht vielleicht doch lieber Kaffee will, und dann lacht er verlegen, über seine eigene Umständlichkeit, die nun einsetzt, denn nun, da er glaubt, es ist gut, will er bloß nichts kaputt machen, und dann überlegt er, dem Kindermörder ein paar von seinen Kleidern anzubieten, aber da fällt ihm ein, dass der Kindermörder ja selbst Kleider hat, zumindest hatte er welche, als er ihm in die Arme gelaufen war im Wald, vor nicht einmal drei Stunden, drei Stunden, in denen die Welt einmal untergegangen ist und dann neu erschaffen wurde, also rennt er in den Keller und sucht die Kleider des Kindermörders zusammen, und als er wieder raufkommt ins

Wohnzimmer, ist der Kindermörder nicht abgehauen, hat sich nicht bewaffnet, hat nicht alles kaputt geschlagen, nein, er sitzt immer noch etwas benommen da, im Bademantel des Försters, freut sich auf den Tee und bringt jetzt, da er den Förster mit seinen Kleidern näher kommen sieht, sogar so etwas wie ein Lächeln über die Lippen. Und dann ist er wieder angezogen, und der Tee ist fertig, und sie sitzen im Wohnzimmer, und der Förster überlegt, Musik aufzulegen, vielleicht *Here comes the sun* oder die *Ode an die Freude*, aber er wartet noch ein paar Minuten, er prostet dem Kindermörder zu, der zögert, ist ja auch ungewöhnlich, anzustoßen mit Kräutertee, aber dann bewegt er seine Tasse zu der des Försters, und gemeinsam erzeugen sie ein behutsames Kling oder eher ein Klock, die Tassen sind dick, Porzellan ist kein Glas und Tee kein Bier oder Wein, egal, der Förster ist glücklich und so nervös, dass er gar nicht weiß, wohin mit seiner Freude über die zweifache Rettung, seine aus der Hölle der Selbstgerechtigkeit und die des Kindermörders aus ... Ja, aus was eigentlich, beginnt der Förster sich da zu fragen, und sofort lächelt er noch etwas stärker, um seine Zweifel zu verjagen, aber seine Zweifel kennen dieses Lächeln schon, kennen es ziemlich gut und sind sofort über allem, und der Kindermörder sitzt auf der Couch und trinkt seinen Tee und sieht sich entspannt im Wohnzimmer um, betrachtet die Palme in der Ecke, das Monet-Poster an der Wand und die Wachsmalstiftzeichnung daneben, die die kleine Nichte des Försters gemalt hat und dann geschickt mit der Post, und der Förster sieht sich den Kindermörder genau an, wie sich der Kindermörder die Kinderzeichnung ansieht, er sieht den Seitenscheitel und den schwarzen Bart und die dunklen Augen, und plötzlich kann er nichts mehr erkennen in diesem berühmten Gesicht von Liebe und Läuterung, auch keine Sanftheit oder Verletzlichkeit mehr, keinen Schmerz, keine Nacktheit, hier ist zunächst einmal nur und nichts weiter als Neugier, möglicherweise Interesse. Aber das ist ja ein Kindermörder und das da ein Kinderbild, und was in Gottes Namen geht hier eigentlich gerade vor, und der Förster weiß nicht, ob er lachen soll oder kotzen, und er stellt mit zitternder Hand die Tasse auf dem Couchtisch ab und sagt, haben Sie denn gar kein Schamgefühl? Und dann holt der Förster das Telefon und wählt die Nummer der Polizei. Ich erinnere mich noch genau an die Stille, die nun eintrat, und an das Gesicht meines Bruders, das mit einem Mal wie erloschen wirkte, und meine Unzufriedenheit mit der Welt potenzierte sich mit jeder Sekunde, die ich sprachlos verstreichen lassen musste in Ermangelung eines passenden Wortes, einer Bewegung oder eines Geräuschs, im Bachwirt, lange nach drei, weit über acht Bier hinaus, in einer Welt, in der genau die Dinge geschahen, von denen mein Bruder mir gerade erzählt hatte, genauso, wie er sie mir erzählt hatte, ohne Logik, ohne Gerechtigkeit, ohne Witz, also versuchte ich, die Situation zu retten, indem ich einfach irgendetwas sagte, was mir gerade so einfiel, etwa, wieso, ist doch wunderbar, wen soll er denn sonst anrufen, zum Glück hat er ein Telefon, und zum Glück funktioniert es, und Gott sei Dank nimmt jemand ab, am anderen Ende, und kommt, oder schickt jemanden, und die nehmen den mit und sperren ihn ein, dann geht keine Gefahr mehr von ihm aus, und jemand wird seine Taten bis ins kleinste Detail analysieren, so wie du, und sich eine angemessene Strafe überlegen, nur dass diese Strafe frei sein wird von Gefühlen, zum Glück, ist das nicht wundervoll, hörte ich mich plötzlich mit nicht geringem Erstaunen sagen, es ist doch beinahe poetisch, dass die einzige wirklich menschliche Reaktion auf Gewalt an Kindern eine unmenschliche ist, nämlich die Reaktion eines Systems, und dass der Rechtsstaat in gewisser Weise eine Art Naturzustand bildet, eine abstrakte Verlängerung der Erde, in der wir uns irgendwann alle auflösen, ein kaltes, gefühlloses Es, in dem unsere Pläne und Wünsche verdaut werden, und das unerwartet Schöne an diesem System ist eben, wie mir nun, da ich es zum ersten Mal dachte und aussprach, plötzlich bewusst wurde, dass es all seine Subjekte gleich behandelt, per definitionem, auch wenn es sich bei der Gleichheit eigentlich um Kälte handelt, um Gleichgültigkeit, aber das macht nichts, zum Lieben haben wir ja einander, da brauchen wir keine Struktur, und wenn es hier und da nicht so richtig klappt mit der Gleichbehandlung, dann liegt das lediglich daran, dass vorerst vor allem Menschen an ihr mitarbeiten, fehleranfälliger Sand in einem perfekten Getriebe, und erst wenn man auch den letzten Rest kohlenstoffbasierter Egos endgültig aus der Maschine entfernt hätte, würde die Gleichbehandlung vollkommen sein, prophezeite ich voller Hoffnung und Mut, der moderne europäische Staat ist eine Vergebungsmaschine, der wir unsere Rachegefühle übertragen, hörte ich mich sagen, und der Gedanke erfüllte mich sogar mit einer gewissen Wärme, ich stellte mir das Kanzleramt vor, den Reichstag und seine mit Schulklassen gefüllte Besucherkuppel, das Kreisverwaltungsreferat in der Münchener Ruppertstraße, die Zulassungsstelle, die Butterbrezenverkäufer im Eingangsbereich, einen Volkswagenbus voller grün gewandeter bayerischer Polizisten und schließlich die Vorsitzende der Christlich Demokratischen Union und das lange von ihr beherrschte Land, das zu niemandem besonders warm oder herzlich war, sondern zu allen gleich kalt, und ich hatte in jenem Moment das naive, aus heutiger Sicht beinahe nostalgische Gefühl, dass das alles gar nicht so schlecht ist, dass man mehr nicht erwarten konnte von einer Mutter mit achtzig Millionen Kindern. Natürlich, sagte mein Bruder, nachdem ich eine Weile nichts mehr gesagt hatte, ich weiß nicht, wie viele Minuten, ich war noch ganz ergriffen von der an sich nicht besonders neuen Erkenntnis, dass die sich selbst organisierende menschliche Gemeinschaft die besten Antworten bot auf die Verfehlungen des Individuums, aber es war das erste Mal, dass ich dieses Gefühl so deutlich in mir spürte, wobei auch der Alkohol seinen Teil dazu beitrug, zu meiner Euphorie, denn er verhinderte, dass ich die Einwände sah, die man gegen die Idee des Staates zweifellos haben kann, und dann sagte mein Bruder noch einmal, natürlich ist eine Polizei, die kommt und der man einigermaßen trauen kann, eine gute Sache. Und ich sagte, aber? Aber, sagte mein Bruder, wo das hinführt, wenn man dieses Einigermaßen-trauen-Können immer weniger hinterfragt über die Jahre und es sich mit der Zeit umwandelt in Loyalität, in bedingungslose und irgendwann dann widerspruchslose Loyalität, zunächst freiwillig, natürlich, in vorauseilendem Gehorsam, doch dann rücken die Gesetze plötzlich wie von selbst in den Raum, den die immer gleicher und gemeinschaftlicher werdenden einzelnen Bürger freigeben, und plötzlich ist man ein Volk, und dann steht man auf einmal mit vierhunderttausend anderen in der Steppe an der Wolga im Schnee und fragt sich, wann genau man falsch abgebogen ist, und ich weiß auch, dass das eine Vereinfachung ist, sagte er, als er sah, dass ich meine Hand hob, um zu widersprechen, und die ewige Wachsamkeit, die ständige Skepsis, der Widerspruch um des Widerspruchs willen fühlen sich auch irgendwann hohl an und affektiert und hysterisch, also wendet man sich lieber ab, macht sein Ding, findet raus, wer man ist, was man wirklich will, und man kümmert sich nur noch um sich und um seinen Körper, um gutes, gesundes Essen,

Kunst und Musik, Unterhaltung, Reisen und Sport, und aus der Freiheit, sich selbst zu entfalten um jeden Preis, aus dem Versprechen, auf dem Weg zur Selbstvervollkommnung alles zu machen, was man sich denken kann, nur keine Kompromisse, wird dann ganz schnell das eingebildete Recht, sich alles nehmen zu dürfen, wonach es einen gerade gelüstet, Kobalt aus Kongo, Öl aus Irak, Frauen aus Thailand und Kinder aus Belgien, und ich weiß, dass auch das eine Vereinfachung ist, aber was kann ich denn dafür, dass sie so plausibel klingt, was sollen wir tun, kleiner Bruder, es kann doch nicht wirklich so einfach sein, dass zu viel Gemeinschaftsgefühl zu Hitler führt und zu viel Egoismus zu Dutroux, sag mir, dass das nicht wahr ist, oder nein, sag es lieber nicht, ich weiß es, aber ich weiß nicht, wie wir das formulieren sollen, wie kann man auf eine interessante Art und Weise davon erzählen, dass es noch viel dazwischen gibt, wie sollen wir das beschreiben, wie rühmen, wie kriegen wir es verdammt noch mal hin, dass wir uns endlich zu Hause fühlen, in dem großen, langweiligen, lauten, bunten, unermesslichen Raum zwischen der Einsamkeit und dem Krieg? Ich bin mir nicht mehr ganz sicher, ob ich darauf überhaupt etwas erwiderte, aber ich weiß noch, dass ich, während mein Bruder sprach, hinter die Theke gegangen war und die Stereoanlage angestellt und, da zunächst nichts zu hören war, den Lautstärkeregler immer weiter nach oben gedreht hatte, so dass unser Gespräch jetzt ganz plötzlich ein natürliches Ende fand in den brutal klaren, abgehackten Klängen des Synthesizers am Anfang von *Big in Japan*, und als der Gesang einsetzte, befand ich mich auf dem Tisch, stehend, und versuchte, in die Kunstkastanienäste an der Decke zu klettern, und mein Bruder nahm das zum Anlass, zwei schnelle Schritte in Richtung Tresen zu machen, abzuspringen und mit dem Rücken darauf zu landen, wo er noch ein Stück rutschte und dann beide Fäuste nach oben riss, und ich ließ die Äste los und kletterte stattdessen auf das alte Augustinerfass unter dem großen Fernseher in der anderen Ecke der Stube, um meinen Bruder anzufeuern, der sich gedreht hatte und nun begann, Liegestütze zu machen auf der Bar, und dann nahm ich die Schals der beiden lokalen, verfeindeten Fußballvereine vom Fernseher und warf sie in seine Richtung quer durch den Raum, er fing sie natürlich nicht, ließ sich dann aber erstaunlich elegant von der Theke fallen, hob die Schals auf und band sie sich um den Kopf, den blauen zuerst, dann den roten, zwei einander aufhebende Bandagen für ein und dieselbe Wunde, und gemeinsam brüllten wir durch die Nacht, *So ein Tag, so wunderschön wie heute*. Später sehe ich uns, wie ich mich jetzt erinnere, auf dem Alten Südfriedhof, neben einem ungefähr hüfthohen dunklen Block aus Granit mit französischer Inschrift, und ich glaube, dass es sich dabei um das Grab eines Generals der französischen Rheinarmee handelte, der im neunzehnten Jahrhundert in München gestorben war. Dann Dunkelheit, Lärm und

Licht in immer schnellerem Wechsel, das Gefühl, in einem öffentlichen, aber dennoch geschützten Raum zu sein, während draußen die Welt vorbeijagt, wir im Warmen auf weichen Sitzen, und über dem blasser und unschärfer werdenden Bild meines Bruders ein Staunen darüber, dass es noch immer gelingt, einander in die Augen zu sehen. Und je mehr ich mich konzentriere, desto heller wird dieses Bild, und irgendwann sehe ich nur noch Weiß, ein strahlendes Weiß, unerträglich, und ich erinnere mich an einen ganz bestimmten Schmerz, einen vertrauten chemischen Prozess, dessen Intensität verstärkt zu werden scheint von dem Wissen, dass man ihn hätte lindern können, hätte man einige Grundbedürfnisse seines Organismus etwas früher ein wenig ernster genommen, Wasser, Schlaf, nicht noch mehr Alkohol, und als Nächstes dieser Geschmack im Mund, als wäre ein Tier in mir verendet, und dann sehe ich auf einmal ein gigantisches Zelt über leeren Zuschauerrängen, halb schneebedeckt und halb durchsichtig, gehalten von Stahlseilen an dicken Masten in schweren Betonsockeln, und dann richte ich mich vorsichtig auf und bemerke einen hohen, dünnen Turm, der, sobald ich versuche, meinen Blick an ihm entlang bis ganz nach oben zur Spitze wandern zu lassen, auf mich herunterzustürzen scheint, und es ist die charakteristische Form dieses Turmes, der das Wort Olympiaberg in mir aufscheinen lässt, und obwohl ich weiß, dass es nicht stimmt, kommt es mir manchmal so vor, als wäre es hier gewesen, auf diesem ungefähr sechzig Meter hohen, tief verschneiten Hügel aus Weltkriegsschutt im Münchner Norden, dass ich meinen Bruder zum letzten Mal sah, sitzend, im Schnee, mit geschlossenen Augen, das Gesicht in der Sonne, angelehnt an eine obskure Bronzeplastik zum Gedenken an die zivilen Luftkriegsopfer der Stadt. Ähnlich verschwommen sind die Bilder vom Abend danach, als ich zum ersten Mal in die Schweiz fuhr. Ich erinnere mich, dass die Bahnstrecke München-Zürich zwischen Buchloe und Lindau nicht durchgehend elektrifiziert war und dass ich während der langsamen Fahrt durchs Allgäu über die Pläne amerikanischer Milliardäre zur Besiedelung des Alls nachdachte und über die Frage, ob es nicht vielleicht das Beste wäre, auf die Zugtoilette zu gehen und mich zu übergeben. Ich saß mit geschlossenen Augen auf meinem Sitz, als mich ein Luftzug erschreckte, irgendetwas war plötzlich ganz nah an meinem Gesicht, und als ich die Augen öffnete, sah ich auf die Edelstahloberfläche des Kaffeewagens, der in ungefähr zehn Zentimetern Abstand vorbeigeschoben wurde an meinem Kopf, den ich daraufhin schnell zum Fenster drehte, zu dem aufdringlich schönen, gesunden und kraftstrotzenden Grün der Tannen des Allgäus, und sofort merkte ich wieder, wie übel mir immer noch war und wie schwer es mir fiel, die vor den Fenstern quälend langsam vorbeischleichenden Hügel nicht voller Inbrunst zu hassen. Ich bin diese auch heute noch nicht elektrifizierte Strecke durch das gottverlassene Allgäu später noch unzählige Male gefahren, in allen denkbaren Bewusstseinszuständen, mal volltrunken, mal vollkommen nüchtern, mal mit viel, mal mit wenig Gepäck, mal überstürzt, im Winter, durch dichtes Schneetreiben, für eine einzige Nacht, aus Angst, jemanden zu verlieren, mal absichtlich viel zu spät, um einem unangenehmen Gespräch aus dem Weg zu gehen, mal von München nach Zürich, mal von Zürich nach München, und mir wurde im Laufe der Jahre immer unklarer, welches der Abreiseort war und was das Ziel. Auf der ersten Fahrt, nach jenem Abend mit meinem Bruder im Bachwirt, war ich unterwegs zu einem Vorstellungsgespräch an einer Kunsthochschule, ich war weder nervös noch entspannt, mir war einfach nur schlecht, und ich war unsicher, ob ich gut genug sein würde für eine Kunsthochschule, oder eine Kunsthochschule gut genug für mich, und ich hatte, seit ich die Einladung erhalten hatte, sehr genau darauf geachtet, auf keinen Fall angenommen werden zu wollen um jeden Preis, weil die Enttäuschung über eine Ablehnung dann grenzenlos gewesen wäre. Ich war, wie nach den meisten Begegnungen mit meinem Bruder, vor allem damit beschäftigt, den Alkohol in meinem Blut abzubauen, und versuchte, die Trümmer und Splitter des letzten Abends, die Worte, Gedanken und Gefühle und die unterschiedlich hellen, unterschiedlich hoch aufgelösten Bilder, die in mir auftauchten, aus lange vergangenen Zeiten, oder die jetzt gerade vorbeizogen am Zugfenster, zu einem einheitlichen Ganzen zusammenzusetzen, und wenn ich heute daran denke, dass ich mittlerweile seit neun Jahren in diesem Land lebe, das ich damals zum ersten Mal betrat, fällt mir wieder auf, wie atemberaubend das Verhältnis ist zwischen der Zufälligkeit unserer Nationalität und ihrer Bedeutung im Alltag, und ich muss dann auch daran denken, wie mir mein Bruder, als er noch nicht so viel trank, also wahrscheinlich zwei oder drei Jahre vor unserem letzten Gespräch, auf einem gemeinsamen Spaziergang in München im Englischen Garten, in der Nähe des japanischen Teehauses gegenüber dem amerikanischen Konsulat, davon erzählte, wie er einmal versehentlich in einen Demonstrationszug geraten war, auf einer Studienreise nach Dresden. Dort fand ein Festakt statt zum Abschluss des Wiederaufbaus der Frauenkirche, und Anhänger nationalistischer Gruppierungen wollten an das Leid deutscher Bombenopfer erinnern, was linksautonome Gegendemonstranten verhindern wollten, und nach einem kurzen Exkurs, der inmitten sich halb nackt sonnender Münchner im Englischen Garten ein wenig befremdlich wirkte, über die Ironie der historischen Tatsache, dass eine der SS-Einheiten, die damals eingesetzt wurde, um die Leichen der erstickten, erschlagenen und verschmorten Dresdner aus den Ruinen zu sammeln und auf dem Altmarkt zu großen Haufen aufzuschichten und endgültig zu verbrennen, vorher in Treblinka *gedient* hatte, begann mein Bruder, mit einer Mischung aus Erheiterung und Empörung, mir von seinem einzigen Zusammentreffen mit den zeitgenössischen Apologeten jener Mörder und Kriegstreiber zu berichten, in das er ebenso zufällig hineingeraten war wie ich später aus Deutschland hinaus. Plötzlich war alles voller Menschen, sagte er, wir gingen gerade in Schlangenlinien um die Handtücher mit rosigen, braunen und knallroten Rücken, und er hatte soeben berichtet, wie die noch leisen Stimmen, zurückhaltend, zunächst, von den Mauern der Innenstadt widergehallt hätten, vielstimmig, ungeordnet, es seien normale Leute gewesen, die normale Gespräche geführt hätten, über Arbeit, Kinder und gut überstandene Operationen, und es wäre ihm unmöglich gewesen, ein die einzelnen Teilnehmer verbindendes Element auszumachen, abgesehen von ihren Schritten, langsam und gleichmäßig, die subtilste Art, einen gemeinsamen Willen zu formulieren, ein Tempo und eine Richtung, voran. Es war kalt, sagte er, und feucht, und es war, wie ihm später bewusst wurde, gar nicht so schwer, zu hassen, zumindest das Wetter, fürs Erste. Ich erinnere mich noch, dass ich ihn neben mir nur schemenhaft wahrnahm in der gleißenden Sonne, es war so hell, dass wir beide die Augen zusammenkniffen, und wenn wir versuchten, uns anzusehen, hielten wir jeder eine Hand über die Brauen, von wo wir sie in regelmäßigen Abständen wieder wegnehmen mussten, um wenigstens auf der Stirn den Schweiß abzuwischen, der auch sonst überall gleichmäßig an uns herunterlief. Die Elbe, an deren Ufer der Menschenzug entlangführte, sei von einem dichten, fast stofflichen Schwarz gewesen, erzählte mein Bruder, und dahinter, auf der anderen Seite des Flusses, hätten behaglich die Lichter der besseren Viertel geschimmert, und vereinzelt wären historische Bauten oder Villen zu sehen gewesen, in denen wahrscheinlich Industrielle lebten, oder Wissenschaftler, aus Bielefeld oder Australien, und am Anfang sei es ja immer ein bisschen peinlich, dieser gar nicht so kurze Moment, wenn alles noch kippen könnte, wenn sich eine einzige dünne Stimme entschließt, alle anderen mitzureißen, zaghaft und arrhythmisch und meistens ein bisschen falsch, die mangelnde Musikalität in einem merkwürdigen Widerspruch zu dem Mut, den ihr Handeln erfordert, wer gibt schon freiwillig den Vorsänger auf einem Spaziergang von einigen tausend, und mein Bruder musste damals, wie er sagte, an vergangene Familienfeste denken, an Geburtstags- und Weihnachtsfeiern, an die Spannung, ehe die anderen dann doch mal den Mund aufmachen, endlich, es ist ja unvermeidbar, bringen wir es also hinter uns, hoch soll er leben, o Tannenbaum, erstaunlich war aber, sagte er dann, wie kurz ihm plötzlich der Weg vorkam vom zaghaften *Die Gedanken sind frei* zum monotonalen Trommelfeuer *Wir sind das Volk*. In dem Moment, in dem ihm das auffiel, habe er sich gebückt und einen Stein aufgehoben, ohne darüber nachzudenken, ohne überhaupt zu denken, und er wisse noch ganz genau, dass er die Härte und Kälte in seiner Faust spürte, bestimmt ein paar Sekunden lang, ehe er im Geist zum ersten Mal das Wort Stein formte. Ich erinnere mich deutlich an die plötzliche Stille um uns, als wir am Grabmal des unbekannten Soldaten im Hofgarten ankamen, und ich weiß noch, dass mich unser Schweigen etwas irritierte, neben einem Landser aus Bronze, der mit gefalteten Händen auf dem Rücken liegt, unter einem 250 Tonnen schweren Block Travertin. Es war im Schatten der Reliefs, zwischen marschierender Infanterie und einem Gräberfeld, wo wir uns dann auf den Stufen niedergelassen hatten und ausruhten, als mein Bruder meinte, ein Stein sei ja auch so eine Art Plan. Wir lachten, erhoben uns wieder und gingen weiter, die dichte Hecke entlang, die den Kiesweg abtrennte von der laut Anlagevorschrift nicht zu betretenden Rasenfläche. Die einen seien dann immer lauter geworden, in Dresden, an der Elbe, und immer mehr, und die anderen auch, und schon bald habe man nicht länger als ein paar Sekunden an derselben Stelle stehen können, von hinten hätten die neuen geschoben, von links die, die links standen, von rechts die von rechts, und vorne die Polizei, und hinter ihr die dahinter, die das alles nicht wollten, was die, die hier waren, wollten, die anders Denkenden, anders Liebenden, anders Sprechenden, Hörenden, Sehenden, auf der anderen Seite der Absperrung, der Staatsmacht, jenseits von Recht und Gesetz, nur wer Feinde hat, sagte mein Bruder, weiß, wo er steht. Wir setzten uns auf eine Bank und sahen mehreren Paaren zu, die Tango tanzten, unter einem Pavillon, im Zentrum eines Kreuzes aus Kieswegen durch bunte Beete. Da stand ich dann, sagte mein Bruder, warum, wusste ich nicht, ich stand eben irgendwo. Von drüben hörte ich sie schreien, Ausländer raus, um mich herum antworteten sie, kein Fußbreit den Faschisten, dann hörte ich, Deutschland den Deutschen, dann, nie wieder Auschwitz. Das sei eine ganze Weile so hin und her gegangen. Die Stimmen auf beiden Seiten der Polizeiabsperrung seien immer lauter und immer mehr geworden, und dann sei etwas Erstaunliches passiert, plötzlich hätten sie nämlich einen gemeinsamen Rhythmus gefunden, einen gemeinsamen Ton, nie wieder Deutschland, Deutschland den Deutschen, nie wieder Deutschland, Deutschland den Deutschen, und in diesem gleichmäßigen Wechsel habe das eine ganze Weile ziemlich harmonisch geklungen, rein musikalisch betrachtet, wie mein Bruder ergänzte, aber irgendwann sei es dann ineinandergerutscht, nie wieder Deutschland den Deutschen, und man habe es förmlich spüren können, das gleichmäßige Feuern von zwei mehrfach verschalteten Neuronenverbänden, diesseits und jenseits der Polizei, die die beiden Parteien dadurch einte, dass sie sie spaltete, und wie sich aus dieser schnurgerade durchschnittenen Menschenmenge ein kollektives Bewusstsein erhob, dessen Enttäuschungen, Zweifel, Träume und Wut sich verdichteten zu einem einzigen Willen, auf sie. Kurz nachdem die Polizei den ersten Ansturm zurückgedrängt hatte, sei ihm bewusst geworden, dass er immer noch den Stein umschlossen hielt, mit der Faust in der Tasche seiner Daunenjacke, und als kurz darauf der zweite Ansturm folgte, von der anderen Seite, der auch abgewehrt wurde, sei ihm aufgefallen, wie unpassend das Wort Beamte für diese wendige Mauer aus Menschen doch war, in ihren einfarbigen Textilien und Protektoren, im aussichtslosen Abwehrkampf gegen die Anziehungskraft antagonistischer Teilchenkomplexe. Wenig später seien jedenfalls alle gleichzeitig losgestürmt, und sofort hätte sich der Polizeikordon aufgelöst, die versprengten dunklen Michelin-Männchen mit Schlagstöcken hätten sich in Richtung der blau blitzenden Mannschaftswagen gerettet, und die schwarzen Kapuzenpullover-Vorhuten der übereinander unterschiedlich stark besorgten Bürger seien in kürzester Zeit verschmolzen in einem schnell abebbenden Tanz, nach ein, zwei schlecht platzierten Faustschlägen habe offenbar niemand mehr gewusst, wer hier wen oder was vor wem beschützt, die Damen und Herren in ihren Tweedsakkos und Lederjacken und Trenchcoats und Ballonseidenanzügen, mit ihren Pferdeschwänzen und Seitenscheiteln und Baseballcaps und Wollmützen und Kreditkarten und Rentenansprüchen hielten sich vornehm im Hintergrund, in Sicherheit und im Besitz der einzigen Wahrheit, für die sie sich nicht zu schade waren, ihre müden Füße auf eine kalte Straße zu tragen, und die jungen, mutigen, hoffnungsfrohen, zu Tode gelangweilten Kämpfer, die sich in die Schlacht gestürzt hatten auf der Suche nach Sieg oder Schmerz oder irgendeinem Gefühl, standen verwirrt herum und versuchten anhand der Gesichter unter den Kapuzen zu erkennen, wer hier was für ein Deutschland wollte. Dann entfernten sich die Mannschaftswagen, und er erinnere sich noch gut, sagte mein Bruder, an die plötzliche Niedergeschlagenheit um ihn herum, als klar wurde, dass mit dem Abzug der Ordnungsmacht nicht der Feind verschwand, sondern nur die Möglichkeit, ihn zu benennen, die Idee einer Front, die man halten, einer Grenze, die man verteidigen konnte, der wahre Gegner war natürlich noch da, würde immer da sein, unsichtbar und unbesiegbar, in der Mitte einer aufgebrachten Menge, in der es immer schwieriger wurde, festzustellen, aus welcher Richtung man in sie hineingeraten war. Ich weiß noch, wie mein Bruder an dieser Stelle plötzlich verlegen wirkte, er zögerte, sah sich um, trat mit der Ferse Löcher in den Kies und sah mich dann lange an. Er könne sich das auch nicht erklären, sagte er schließlich mit leiser Stimme, aber in genau dem Moment, in dem die Gefahr vorbei war und sich schlagartig alles beruhigt hatte, habe er den Arm gehoben und geworfen. Und in den wenigen Sekunden, in denen er seinen Stein über der dicht gedrängten Menschenmenge sah, habe er wieder gedacht, dass es die menschliche Angst ist, vor dem Alleinsein, die Sehnsucht, zu einer Gruppe zu gehören, zu einem Rudel oder einem Stamm, die verantwortlich ist für alle Wut und Gewalt der Welt, von den brüllenden Vätern am Rande des Fußballplatzes bei einer Kleinfeldpartie bis hin zu den frierenden Resten eines hunderttausendköpfigen Armeeverbandes, der auch nach dem langsamen Verblassen aller strukturierenden Motive wie Erfüllbarkeit des Kampfauftrags, Geschlossenheit der Befehlskette, Kriegsgerichtsbarkeit, Versorgung mit Nahrung und Treibstoff still und stumm beieinander hocken bleibt im Schnee und im Eis und brav auf das Ende wartet, während der finale Befehl eingeht, sich nach dem Verfeuern der letzten Munition eben mit Messern zu wehren, gegen die Panzer, Raketenwerfer und Geschütze des Feindes, oder, zur Not, mit den Zähnen. Und einerseits habe er es bereut, geworfen zu haben, ohne zu wissen, wo der Stein landen würde, zutiefst bereut, aber andererseits müsse er, auf die Gefahr hin, unverständlich zu wirken, oder gewissenlos, wenn er ganz ehrlich sei, zugeben, dass er in diesem Moment, als er den Stein sah, einsam und hart über einem Meer von Köpfen, hermetisch abgeschlossen, die Vorstellung genossen habe, selbst so ein Stein zu sein, unbeirrbar, leidenschaftslos und massiv, unterwegs zur Vereinigung mit einem zornigen Hirn. Wahrscheinlich wurde uns die Sonne allmählich ein wenig zu heiß, jedenfalls standen wir auf und gingen den Kiesweg entlang in Richtung der Wandelhalle zwischen Hofgarten und Odeonsplatz, und als wir aus dem gleißenden Licht in den Schatten der Arkaden traten, sagte mein Bruder, es sei diese in der Geschichte der Menschheit einmalige Nähe von Größe und Idiotie, von technischem Können und organisiertem Wahn, von Opferbereitschaft und verbrecherischer geistiger und moralischer Leere, die ihn immer wieder anfallartig zur Auseinandersetzung mit dem Zweiten Weltkrieg gezwungen habe, schon vor Beginn der Arbeit an seiner Dissertation, und er habe oft gemerkt, dass ihm das nicht bekomme, und habe es gut sein lassen, doch dann habe er ebenso oft wieder damit begonnen, von Kempowskis *Echolot* über Kershaws *Ende* zu Kluges *Schlachtbeschreibung*, kaum sei ihm eines der Bücher in die Hände geraten, habe er darin lesen müssen, tagelang, ohne Unterbrechung, außer zum Schlafen, und der einzige Trost sei gewesen, dass auch der grässlichste Albtraum eben ein Traum war und somit nichts neben den realen Geschehnissen, die aus den ordentlich nebeneinanderliegenden Reihen von Millionen Buchstaben nach und nach auferstehen im Vorstellungsvermögen der Lesenden, obwohl sie doch bereits das derjenigen, die damals *dabei* waren, um ein Vielfaches überstiegen haben mussten, und obwohl er meistens mit offenem Mund dasaß und schwer atmete, wie er meinte, oder erst nach Stunden merkte, dass er seit Stunden den Kopf schüttelte, oder irgendwann die Seite nicht mehr sehen konnte vor Tränen des Unglaubens und der Trauer über das vergeudete Leben, die vergebliche Mühe, die wirkungslos gebliebene Liebe, die doch sicher auch die meisten der Männer gekannt hätten, ehe sie groß genug geworden waren, um Gewehre zu tragen und Stiefel, oder darüber, wie schnell die unzähligen Lieder, leise gesummt zur Linderung des Schmerzes oder der Angst vor der Dunkelheit und dem Schlaf, wieder vergessen wurden, musste er auch, wie er etwas beschämt zugab, manchmal ein Lachen unterdrücken, wenn das Grauen ins Groteske kippte und ihn daran erinnerte, dass man ein Universum einfach nicht ernst nehmen kann, in dem ein bereits einarmiger Oberleutnant in Stalingrad zunächst noch ein Bein verliert und dann, bei einem Luftangriff auf das Lazarett, als ihm ein Schrank ins Gesicht fällt, die Augen. Wir gingen ein paar Schritte schweigend. Ich wollte ihn fragen, ob er wisse, wohin all die verschlossenen Türen führten, die rechts vom Arkadengang abgingen, als ich sah, dass eine von ihnen offen stand, und wir traten auf den Odeonsplatz, ins Licht und den Lärm, und plötzlich spürte ich einen Luftzug, ganz nah an meinem Gesicht, und erschrocken öffnete ich die Augen und sah auf den Edelstahl des Kaffeewagens im Eurocity nach Zürich, und von der Decke des Großraumabteils leuchteten grelle Neonlampen, vor den Fenstern war alles schwarz. Als der Zug in Zürich einfuhr, herrschte dichtes Schneetreiben. Es war kurz vor Mitternacht, die Bahnhofstrasse war hell erleuchtet und vollkommen verlassen, meine Schritte wirbelten den feinen Pulverschnee auf, der Wind blies ihn mir in Nase und Augen, so dass mich von den Schaufenstern der teuren Boutiquen nur Lichtspuren erreichten und die durch Preise und Panzerglas ohnehin unzugängliche Ware für mich kaum zu erahnen war. Ich zog die Kapuze tiefer in mein Gesicht und dachte an Stalingrad. Damals dachte ich oft an Stalingrad, wenn ich durch Schnee lief, obwohl ich wusste, dass es unangebracht war, vor allem bei einem Abendspaziergang durch die Zürcher Bahnhofstrasse und aus so unklaren Motiven, denn der Gedanke hatte keinerlei motivierende Wirkung, im Gegenteil, ich begann ihn normalerweise in der Absicht, meine Empfindlichkeit gegenüber der Kälte zu relativieren, musste ihn dann aber wegschieben, wenn ich merkte, dass er meine gesamte lächerliche, sorgenfreie Existenz relativierte, nur manchmal nahm ich mir dieses Recht trotzdem heraus, immerhin war der Bruder unseres Großvaters dort geblieben, gefallen oder vermisst, so genau wusste man das nicht, und ehrlich gesagt wollte ich es auch nicht wissen. Das Hotel war im Niederdorf, auf der anderen Seite des Flusses, und ich weiß noch, dass mir erst auf der Rathausbrücke auffiel, dass es schlauer gewesen wäre, über das Central zu laufen, von dem ich damals natürlich noch nicht wusste, dass es Central heißt, und irgendwann diffundierte der Schmerz, den der kalte Wind an meine Stirn drückte, in meinen Hinterkopf, wie bei meinem Besuch auf der Insel Helgoland, einige Monate später, wo der Wind zwar nicht ganz so kalt war, aber dafür doppelt so stark und laut, und plötzlich sah ich das Schild des Hotels, und nach einem kurzen, irritierenden Aufenthalt in der strahlend hellen Stille und Hitze der Lobby, bei dem ich das Check-in-Formular ausfüllte, bestieg ich den Fahrstuhl und ging auf mein Zimmer und fiel in ein weiches Bett. Da ich nicht sofort einschlafen konnte, spielte ich kurz mit dem Gedanken, zu onanieren, und sofort tauchten Bilder lange zurückliegender sexueller Kontakte vor meinem inneren Auge auf, die dann allerdings überblendet wurden von unzusammenhängenden Fetzen der abstoßenden Erzählung meines Bruders vom Vorabend, und ich war einigermaßen überrascht, mich damals, in meinem Hotelbett in meiner ersten Nacht in Zürich, nachdem ich mich endgültig gegen Selbstbefriedigung entschieden hatte, nach langer Zeit wieder einmal die Worte murmeln zu hören, die mir früher, in meiner Kindheit, geholfen hatten gegen die Angst, einzuschlafen, ohne sie ausgesprochen zu haben: Herr, ich bin nicht würdig, dass du eingehst unter mein Dach, aber sprich nur ein Wort, so wird meine Seele gesund. Und dann war alles ein Fallen, durch langsam verblassende Bilder, der Garten hinter unserem alten Haus, der Spielplatz im Viertel, das Deutsche Museum, die Schiffsschraube davor, der Kutter darin, das U-Boot, die Flugzeuge, der Zoo, Geburtstagsfeiern, Motels, Ferienwohnungen, Mietautos, das Geräusch, das sie machten in Amerika, wenn man die Tür öffnete und der Schlüssel noch steckte, Berge ohne Namen, die größer waren als die Alpen, Wälder, in denen immer noch regelmäßig Menschen verloren gingen, Seen, von denen niemand wusste, wie tief sie waren, und der dampfende Atem, wenn man morgens aus dem Wohnmobil stieg und sich niederkniete an einem Bach zum Zähneputzen, von dunklen Mückenschwärmen umkreiste Pferde in Sümpfen, Gras, feiner Sand, breite Strände, angespülter Tang, tote Quallen, vom Wind und vom Sand weiß gewaschenes Holz in den Dünen und dazwischen Flughäfen, Dallas, Fort Worth, Atlanta, Casper, LAX, SFO, Albuquerque, Denver, und dann die Highways, Diners an Highways, Städte an Highways im dichten Schneetreiben auf dem Weg an die Westküste, Flagstaff, Gallup, der Grand Canyon, überforderte Scheibenwischer, das Gefühl, der Schnee würde bereits als geschlossene Decke vom Himmel fallen, und plötzlich irgendwo die Lichter eines Motels, Yellowstone, Hoover Dam, Wüste, erst nichts, dann alles, Las Vegas, die Hitze im Freien, drinnen die Kälte, und die dicke dunkelgraue Decke, die gefaltet zu Hause auf dem Sofa lag, in München-Waldtrudering, die Ruhe über allem, wenn sich unter der Decke der Körper unseres Vaters abzeichnete, nachmittags zwischen drei und vier, das erste Fußballtraining mit sieben, das letzte mit siebenundzwanzig, die ewige Angst, nicht zu merken, in Wahrheit schlecht zu sein, das einzige Tor, das ich je in einem Punktspiel geschossen hatte, das Wort Libero, oder die Position, oder dass es sie nicht mehr gibt, der erste Kasten Bier auf dem Bolzplatz am Wald, und wie wir einmal nachts in Unterhosen in eine Tankstelle liefen, um Schnaps zu kaufen,

wie man ihn uns sogar gab, die alte Pornovideothek im Wohngebiet am Stadtrand, die viel zu großen Anzüge unserer Väter, die wir trugen, als wir uns einen Film mit Victoria Paris ausliehen, mit vierzehn, das Gespräch, das wir an der Kasse führten, zur Tarnung, über einen angeblich gerade erfolgreich beendeten Geschäftstermin, und die Mutter meines Bruders, als sie schon schwer krank war und ich sie einmal in der Woche zur Bestrahlung fuhr, im schwarzen BMW der neuen Frau meines Vaters, und wie sie im Auto *Ombra mai fu* sang und Thomas von Aquin zitierte, und später brachte ich sie zurück in das Seniorenheim am Stadtrand, unweit der Pornovideothek, Vaterstetten, ein unglaublich unwahrscheinlicher Ort für eine Amerikanerin aus dem tiefsten Texas, wie übersetzt man *displaced person* ins Deutsche, und wie wir, nachdem sie gestorben war, ihr Zimmer räumten, mein Bruder und ich, und als ihm ein Fotoalbum von der Kiste fiel, die er trug, schrie er laut *motherfucker*, und wo war eigentlich unser Vater an diesem Tag, und zu jener Zeit, und später, und wer war die alte Dame, die ihn damals umarmte und weinte, und er weinte auch, als wir zum letzten Mal zusammen in Hamburg waren, auf dem Ohlsdorfer Friedhof, vor einer Gemeinschaftsgrabstätte der Operation Gomorrha, und die fremde Frau sagte, wir waren doch Kinder.
Als ich aufwachte, war es noch dunkel, ich hatte keine Ahnung, wo ich mich befand. Nach ein paar Minuten erkannte ich die schweren Vorhänge meines Zürcher Hotel-

zimmers im schwachen Licht der Straßenlaternen, die durch einen Spalt zu mir hineinschienen. Ich stand auf, trat ans Fenster und zog die Vorhänge zurück. Der Fluss lag leer und schwarz in der hell erleuchteten Stadt, die noch viel heller wirkte, weil sie vollkommen schneebedeckt war, aber auch weil sie vollkommen leer war, das Licht schien umso intensiver, je mehr mir seine Vergeblichkeit bewusst wurde, seine Einsamkeit und Sinnlosigkeit, die ständige, stumme Bereitschaft, gesehen zu werden und den Weg zu weisen, falls es einem ihrer Bewohner gefallen sollte, sich mitten in der Nacht zu erheben. Ich öffnete das Fenster. Eine Wand aus Kälte fiel über meinen Oberkörper, und ich weiß noch, dass mich der Anblick des Schnees auf der Brücke vor dem Hotel beruhigte und die in regelmäßigen Abständen an Drahtseilen über der leeren Fahrbahn angebrachten Laternen, und ich weiß auch noch, wie ich eine Weile so stehen blieb, obwohl mir sehr kalt war, und für ein paar Minuten die sich langsam ausbreitende klare Leere in meinem Kopf genoss, damals, in meiner ersten Nacht in Zürich, überhaupt in der Schweiz, nicht ahnend, wie sehr diese Reise mein ganzes Leben verändern würde, und ich sah einem einsamen Taxi zu, das vorsichtig erste Spuren legte in die Schneedecke am Limmatquai. Und es dauerte auch jetzt nicht lange, ehe mir wieder mein Bruder einfiel, mir kam ein Gespräch in den Sinn, das wir nach einer Beerdigung geführt hatten, glaube ich, jedenfalls hatte er damals gesagt, dass er Beerdigungen nicht ausstehen könne, weil er auf jeder Beerdigung, auf der er sei, an die seiner Mutter erinnert werde, und dann spüre er Wut, keine Trauer, Wut, weil er keine Trauer spüren könne, weil die deutlichste Erinnerung an jenen Morgen in jenem Herbst jener Streit sei, den er mit seiner damaligen Freundin gehabt hatte, auf dem Weg zur Aussegnungshalle. Damals hätte ihn die Stille gestört, also hätte er begonnen, seiner Freundin ausführlich davon zu erzählen, was ihm durch den Kopf ging in jenem Moment, und das sei zufällig ein Gespräch mit einer berühmten Politikwissenschaftlerin gewesen, das er einige Tage zuvor im Radio gehört hatte und in dem die Schweiz als eine Art westlicher Seismograf für politische Entwicklungen bezeichnet wurde, und dass dort nicht nur das erneute Aufkommen des Nationalismus in Europa zuerst zu erkennen gewesen sei, wie es hieß, sondern auch dessen langsame Überwindung. Seine damalige Freundin habe nicht reagiert, das Laub auf dem Kiesweg sei nass gewesen und alt und habe sich bereits aufgelöst unter ihren Schritten, und als er sie gefragt habe, wieso sie nicht antworten würde, habe sie gesagt, das gehöre nicht hierher, und ich weiß noch genau, wie entrüstet seine Stimme klang, als er mir sagte, was er ihr gesagt hatte, nämlich dass es ja wohl allein seine Entscheidung sei, was auf die Beerdigung seiner Mutter gehöre und was nicht. Den Rest des Weges seien sie schweigend nebeneinander gegangen, aber er sei so voller unterdrückter Wut gewesen, dass es ihm eben unmöglich gewesen wäre, Trauer zu empfinden. Es sei dann erst in der Kirche langsam besser geworden, wo ihn die seit seiner Kindheit vertraute, rätselhafte Feierlichkeit beruhigt habe, wie er sagte, das Gold und die Ornamente, Christuskind, Gottesmutter, Tabernakel, die alten Worte und Bewegungen, und man könne, wenn man sie seit seiner Kindheit kenne, ganz problemlos mit einstimmen in diesen Chor der Hoffnung auf Wiederkehr, die beste Antwort auf Vergänglichkeit sei Wiederholung, ein ernstes, wohlplatziertes Amen, und noch eins, und noch eins, sagte er damals, an einem Stehtisch vor dem Restaurant, wie mir dann plötzlich wieder einfiel, an dem wir nach dem Leichenschmaus für meine Großmutter rauchten, in dunklen Anzügen mit gelockerten Krawatten, satt, aber seltsam erleichtert. Es war die Mutter meiner Mutter gewesen, die wir zu Grabe getragen hatten, fiel mir dann auch wieder ein, eine Berliner Katholikin. Er habe eine tiefe Dankbarkeit empfunden während des Gottesdienstes, sagte mein Bruder, dafür, dass er wusste, wann er aufzustehen hatte, wann er dem Priester was zu antworten hatte, wann die Klingel klingelte und wann man statt des einen großen Kreuzzeichens drei kleinere Kreuze machte, über Stirn, Mund und Brust, er sei dankbar gewesen, seine Ratlosigkeit und Angst so sicher und eloquent formulieren zu können und in dieser Eloquenz das Vertrauen darauf zu spüren, dass er nicht der Einzige war, der keine Ahnung hatte, was das genau sein soll, leben und sterben. Und dann war da noch dieser Junge, sagte er leise, auf der Beerdigung meiner Mutter, und ließ den Gedanken dann fallen, als wir plötzlich unterbrochen wurden, ein entfernter Bekannter der Familie stellte sich zu uns und sagte, dass es meiner Großmutter da, wo sie jetzt war, sicherlich besser ging und dass sie ja auch sehr alt geworden war und als kleines Mädchen den Kaiser gesehen hatte. Wir nickten. Dann ging der Bekannte wieder, und nun sagte mein Bruder etwas, das ich bis heute nicht ganz verstehe und von dem ich inzwischen glaube, dass es der eigentliche Grund war dafür, dass mir dieses Gespräch wieder einfiel, nachts, mit Blick auf die Stadt, den Schnee, den Fluss und die Straßenlaternen. Er behauptete damals, er sei vor allem dafür dankbar gewesen, dass die Bänke in der Kirche nicht gepolstert waren, da das einzige Gebet, dem er sich noch hingeben könne, der Schmerz sei, zum Beispiel in seinen Knien, und dass die Härte des Holzes ihn davon abgelenkt hätte, an unpassende Dinge zu denken, wie er es sonst immer getan hatte, in der Kirche, früher, als Kind, und dass es überhaupt gut sei, näher am harten Boden zu sein, sich auch wieder mal auf die Erde zu setzen, um die Teile, aus denen unsere Körper bestehen, daran zu erinnern, dass auch sie irgendwann wieder dieser Planet sein werden, dieses Gas, dieses Licht. Auch mein Bruder hatte für einige Zeit in Zürich gelebt, wie mir manchmal einfällt, wenn ich jetzt, da ich selbst hier wohne, die für meine Augen immer noch neuen alten Gebäude betrachte, den Stadtkern rund um den Bahnhof, dem man auf eine subtile Art ansieht, dass er im Unterschied zu den meisten größeren mitteleuropäischen Städten außerhalb der Schweiz nie bombardiert oder sonst wie zerstört worden ist. Ich frage mich dann, wie mein Bruder diese ordentlichen Ansammlungen von Stein, Stahl und Glas wohl empfunden hat und ob etwas von dem Licht, das von seinem Körper auf die Fassaden fiel, auf den Fluss oder den See, noch darin vorhanden ist, ob er Spuren hinterlassen hat in dieser Stadt, die aufzufinden mir theoretisch möglich wäre, mithilfe von teuren, technischen Geräten, und ob sich in diesen Spuren Übereinstimmungen finden ließen zu denen, die ich nun verursache, hier und jetzt, in diesem Moment, analog zu den Übereinstimmungen zwischen unserem Erbmaterial, und ob diese Messung und meine Absicht dahinter möglicherweise die Quantenstruktur der Stadt verändern würden, auf eine Weise, die den Satz *sie merkt, dass ich da bin* nicht ganz so abwegig klingen lässt, wie er zunächst erscheint. Mein Bruder hatte damals für das Kinderhilfswerk der Vereinten Nationen gearbeitet, in der Kommunikationsabteilung, und ich erinnere mich noch gut an die plötzliche Härte in seinem Gesicht, wenn er später von dieser Zeit sprach, oder währenddessen, damals, als ich noch bei meinen Eltern wohnte und er uns alle vier Wochen am Sonntag zum Mittagessen besuchte. Ich bin mir nicht mehr ganz sicher, wie es in jenen Monaten um seinen Alkoholkonsum stand, aber ich glaube mich an Kommentare bei uns zu Hause zu erinnern, erst anerkennend, dann resigniert, aus denen hervorging, dass er in der ersten Zeit seiner neuen Tätigkeit in der Schweiz beinahe vollständig abstinent geblieben war, bis das Trinken dann aber plötzlich und mit Wucht wieder über ihn hereinbrach, so als hätten der Ernst und die Verantwortung seiner Aufgabe ihn zunächst diszipliniert und dann vollkommen zermalmt. An einem dieser Sonntage hatten wir mit dem Essen lange auf ihn gewartet, und als er zwei Stunden nach der verabredeten Zeit endlich kam, war er sehr schweigsam und stocherte lustlos in seinen aufgewärmten Königsberger Klopsen, während wir ihn erwartungsvoll ansahen, und irgendwann sagte er mit einem vollkommen unpassenden Lächeln, dass alle fünf Sekunden irgendwo auf der Welt ein Kind stirbt. Mein Vater schickte mich mit sanfter Stimme auf mein Zimmer, wohin ich in dem Moment gerne ging, ich hatte damals immer ein wenig Angst, wenn unser Vater und mein Bruder zusammen waren, ich kann gar nicht genau sagen wovor, ich habe nie erlebt, dass sie sich angeschrien hätten oder Schlimmeres, und noch während ich mich auf der Treppe befand, begann meine Mutter, die in die Küche gegangen war, mit den Tellern zu klappern, und ich erinnere mich deutlich, als ich bereits hinter meiner geschlossenen Zimmertür auf dem Bett lag und abwesend in mein großformatiges Buch mit den zahlreichen Schwarz-Weiß-Fotografien über den Zweiten Weltkrieg starrte, auf U-Boote,

Panzer, Flugzeuge und Raketenwerfer, an das Geräusch der Drahtbürste, mit der nun unten die eingetrockneten Reste des ostpreußischen Gerichtes aus der unbeschichteten Pfanne entfernt wurden. Es dauerte mehrere Jahre, ehe mein Bruder vor mir noch einmal auf dieses Thema zu sprechen kam, mittlerweile war er wieder zurück in München und ich alt genug für Bier, wir saßen auf einer Bank am Ufer der Isar in der Nähe des Schyrenbads, wo es einen Kiosk gab, der auch unter der Woche spätnachts noch geöffnet hatte, und ich habe keine Erklärung dafür, warum er ausgerechnet in dieser Nacht erneut von den sterbenden Kindern sprach, ich weiß nur noch, dass wir gerade aufgehört hatten zu lachen über einen grotesken Witz, in dem ein Mann beim Sex seinen Cowboy-Stiefel in seiner Frau verliert und, als er ihm nachkriecht, ein Licht sieht irgendwo in der Ferne, ganz tief in der Höhle, zu der sich die Vagina seiner Frau im Laufe der Suche erweitert und in der er zu seiner Überraschung aufrecht stehen und gehen kann, und als er dem Licht näher kommt, sieht er ein brennendes Ölfass, um das mehrere Afroamerikaner stehen mit Goldketten und Baseballkappen, und auf die Frage, ob sie seinen Cowboy-Stiefel gesehen hätten, entgegnen sie, nein, aber weißt du vielleicht, wo unser Jeep ist? Wir steckten uns gerade jeder eine Zigarette an, als es begann, langsam auf das dichte Blätterdach der Buchen über uns zu tröpfeln, und ich weiß noch, dass wir so lange schwiegen, wie die Einschläge einzelner Wassertropfen zu unterscheiden waren, die schneller und schneller aufeinanderfolgten und sich irgendwann verdichteten zu einem durchgehenden Rauschen, und es war nicht nur die Temperatur, die sich schlagartig änderte, die Luftfeuchtigkeit und das ohnehin nur noch spärlich vorhandene Licht, nein, die ganze Welt schien mir plötzlich wie eine rein gewaschene Wand, von der nicht nur der Unsinn, den wir vor wenigen Minuten gedacht und über den wir gelacht hatten, restlos getilgt worden war, sondern auch alle Handlungen, Aussagen und Gedanken, die von der im Moment offensichtlichen einzigen Wahrheit ablenkten, der Allmacht der Schwerkraft. An dem Tag, an dem er entschieden hatte, Zürich zu verlassen, habe es genau so geregnet, sagte mein Bruder da und zog an seiner Zigarette, und ich erschrak über die Lautstärke seiner Stimme, die natürlich den Lärm des Regens übertönen musste, aber mir dennoch ungewohnt war, weil wir seit den ersten Tropfen nicht mehr gesprochen hatten. Ich stand auf dem Dach des Bürogebäudes, in dem ich arbeitete, sagte er, damals, in Zürich-Nord, und blickte auf die Wolken, hinter denen ich die Alpen wusste, und den grünen, dicht bewaldeten Hügel zwischen mir und dem Rest der Stadt und dem See, und ich suchte nach den richtigen Sätzen für die Sitzung am Nachmittag mit der Geschäftsführung des Kinderhilfswerks der Vereinten Nationen, auf der ich meine Ideen vorstellen sollte, um in der ganzen Schweiz die Tatsache bekannt zu machen, dass aufgrund von Abtreibung, Vernachlässigung und Gewalt täglich weltweit siebzehntausend Kinder unter fünf Jahren starben, vor allem in Indien, Pakistan, Angola und Kongo, aber auch in China, Nigeria oder Brasilien, und ich weiß noch, dass ich mehrere Wochen fast durchgehend darüber nachgedacht und verschiedenste Ansätze skizziert hatte, für berührende Fernsehspots und Plakate, aber egal wie treffend oder überraschend oder schockierend die verschiedenen von mir imaginierten Umsetzungen dieser unglaublichen Statistiken waren, jede einzelne meiner Ideen kollabierte am Ende an der Spendenaufforderung, die zu integrieren eine verbindliche Vorgabe war, es ging eben nicht nur darum, der Welt zu sagen, was passierte, sondern auch darum, die Welt aufzufordern, Geld zu investieren, weil passierte, was passierte, und zwar in die Arbeit des Kinderhilfswerks der Vereinten Nationen, und dagegen ist auch nichts einzuwenden, schließlich macht das Kinderhilfswerk der Vereinten Nationen gute Arbeit, und gute Arbeit kostet Geld, aber die Vorstellung, dass jedes weitere Kind, das irgendwo starb, mit oder ohne Bettdecke, Stofftier oder Namen, während er seine Ideen zunächst alleine durchdachte und sie dann später seinen Vorgesetzten präsentierte, ein zusätzliches Argument sein würde, um Geld zu sammeln, von dem später auch er bezahlt werden könnte, war, so logisch und folgerichtig sie war, leider auch ebenso unerträglich, und es sei ihm, wie mein Bruder dann anfügte, weniger schwergefallen, Bier zu kaufen von den Spendengeldern, mit denen er bezahlt wurde, solange die Aufrufe noch nicht mit konkreten Zahlen arbeiteten, die dazu zwangen, die eigene Lebenszeit in ein direktes Verhältnis zu setzen zum Sterben anderer, sondern allgemeiner gehalten waren, mit Aussagen über die Zukunft oder das Glück. Er sei dann vollkommen durchnässt in den Lastenaufzug gestiegen und direkt in die Tiefgarage gefahren, während an der offenen Kabine abwechselnd die verschiedenen Ebenen vorbeiglitten, auf denen über neue Designs für Taschen aus alten LKW-Planen, Luftfilter-Abonnements für die Shanghaier Unterschicht, Investmentfonds nach islamischem Recht und eine bessere Zukunft für unsere Kinder nachgedacht wurde, und dazwischen immer wieder ein Stück harte, glatte Wand, als gälte es, ihn daran zu erinnern, dass er sich in einer Abwärtsbewegung befand, und von dieser letzten Abfahrt in Oerlikon habe sich ihm, sagte er dann, vor allem die in klarster Helvetica an der Wand der offenen Stahlkabine vermerkte zulässige Gesamtbeladung des Aufzugs eingeprägt, sieben Tonnen, und wie er versuchte, sich eine Version seines Körpers vorzustellen, die diese Grenze überschritt, und anschließend, als er entschieden hatte, von der Tiefgarage direkt zur Bushaltestelle zu gehen, in seine Wohnung zurückzukehren, zu duschen, zu packen und Zürich mit dem nächsten Zug zu verlassen, für immer, wurde ihm bewusst, dass die Erleichterung über diesen Plan merkwürdig oberflächlich blieb, während er weiter und weiter abwärts fuhr, und er begann sich zu fragen, wieso Gefühle wohl für gewöhnlich kein Gewicht haben, Freude, Hoffnung, Liebe sind selten schwer, bestenfalls groß, und ob sie deswegen nicht auch weniger real seien, weniger beständig und wirksam, und in dem Moment, als die Neonröhren an der vom Abgas geschwärzten Decke der untersten Ebene von seinen Füßen zu seinem Gesicht emporstiegen und dann über seinen Kopf, sei ihm klar geworden, dass das einzige Gefühl, das mit einem Gewicht assoziiert werde, Schuld sei. Es sei in diesem Moment gewesen, wie er mir im dichten Regen unter einer Buche am Isarufer eröffnete, dass sich ihm sein innerstes Wesen erschlossen habe, vor allem die selbstzerstörerische Besessenheit von kindlichem Leid, die ihn einerseits damals nach Zürich geführt hatte, zum Kinderhilfswerk der Vereinten Nationen, andererseits aber auch wieder von dort weg, weg von jedem Ort, an dem er sich ein klein wenig wohlfühlte, weil er, wie er sagte, nicht hart genug war, um Kindern zu helfen in so einer Welt, und es sei beim Verlassen des Lastenaufzugs gewesen, als er an jene andere Tiefgarage habe denken müssen, wo er einmal einen Mietwagen geparkt hatte und dann ausgestiegen war mit der Frau, die er damals liebte, wie er glaubte, und die von ihm schwanger war und ihn gebeten hatte, ihr beizustehen, weswegen er ein Auto gemietet hatte und mit ihr in die Abtreibungsklinik gefahren war, am ersten 24. Januar nach der Jahrtausendwende, ohne zu zögern, und ich weiß noch, wie mir in dem Moment, da er mir davon erzählte, klar wurde, dass das der Grund gewesen war für sein Fehlen an jenem neunzigsten Geburtstag der Mutter unseres Vaters, und ich erinnere mich jetzt, da mir das alles wieder einfällt, an ihr Wohnzimmer in einem Seniorenheim am Hamburger Stadtrand bei einem anderen Besuch, ich glaube im März, zwei oder drei Jahre später, als die Eröffnung der Feindseligkeiten im Rahmen der Operation Iraqi Freedom live im Fernsehen gezeigt wurde, oder war es Desert Storm in den Neunzigern, ich bin mir nicht sicher, jedenfalls spüre ich noch heute, wenn ich die Augen schließe, die gedämpfte Stimmung im Raum, als Bagdad strahlte im Licht der Marschflugkörper und Bomben und meine verstorbene Großmutter, die selbst nicht in der NSDAP gewesen war, ihr Gatte schon, er musste, wie es immer hieß, und die einst meinen neunjährigen Vater während der Operation Gomorrha an der Hand aus einem einstürzenden Keller auf die Straßen des brennenden Hamburgs gezogen hatte, sagte, mit einer Mischung aus Frustration und Ennui, immer diese Amerikaner. Die Mutter seines Kindes, die dann keine Mutter wurde, hatte mein Bruder in der Firma kennengelernt, in der er gemerkt hatte, dass er gut darin war, Ideen zu haben zur Förderung des Verkaufs verschiedenster Waren, und lustige, ausgefallene, gut zu diesen Ideen und Waren passende Sätze schreiben konnte und dass es ihm gefiel, diese Sätze auf Werbeflächen im ganzen Land zu sehen und sich vorzustellen, wie sie Menschen berühren, die er im Leben niemals zu Gesicht bekommen würde, echte Menschen mit Träumen, Gerüchen und Geschlechtsteilen, wenn sie im Feierabendverkehr in der U-Bahn an einem seiner Plakate vorbeidonnern, das letzte vor dem Eingang in den Tunnel, auf dem vielleicht eine Frau wäre, vielleicht mit einem Mann, und vielleicht sogar mit einem Kind, und natürlich würden sie nicht den ganzen Satz sehen können, dafür wäre die U-Bahn wohl schon zu schnell, aber ein Wort würden sie vielleicht erkennen können, und vielleicht wäre es zufällig Glück. Glück kam angeblich sehr oft vor in den Sätzen, die er schrieb, ebenso wie Liebe, Haltung, alle, Stärke, wollen, brauchen, nichts, und er war, wie er damals sagte, der Überzeugung, er tue, wenn schon nicht unbedingt etwas Gutes, wenigstens auch nichts Schlechtes. Damals habe er sich seinen Mitmenschen jedenfalls näher gefühlt als je zuvor. Ich war ihre geheimen Ängste, sagte er mit weit aufgerissenen Augen in der Dunkelheit unter der nassen Buche am nächtlichen Isarufer, ich war ihre Sehnsüchte, ihre unerfüllte Liebe und die Ernüchterung der erfüllten, ich war ihre Träume, ich war der Inhalt ihrer Kühlschränke, ihre nächtlichen Fressanfälle, ich war die abgelaufene Milch und die schrumpeligen Kartoffeln, ich war das letzte Bier, das eigentlich noch irgendwo sein müsste, aber wahrscheinlich waren es gestern dann doch ein paar mehr, ich war der Trost der Zahnpasta, die belebende Wirkung der Menthol-Mundspülung, die aufrichtende, stützende Funktion gut sitzender Kleidung, ich war die Krawatte um ihren Hals und die Hose um ihren Arsch, was immer es war, das ihnen half, zu glauben, sie seien sie selbst, unteilbar, einzigartig. Bald nach seinen ersten erfolgreichen Kampagnen begann dann die kurze, traurige Beziehung mit jener älteren, erfahreneren Arbeitskollegin, die ihn noch in der Tiefgarage wieder verließ, auf dem Rückweg von der fünf Stockwerke höher gelegenen Abtreibungsklinik, was mein Bruder, wie er mir gestand, auf eine seltsame Art pietätlos fand, sie hätte ja wenigstens warten können, bis *wir* draußen waren, sagte er. Mit der Liebe zu ihr verlor er dann scheinbar auch bald seinen Glauben an die Möglichkeit des Guten im Markt, oder an die Macht des Marktes, dieses Gute zum Vorschein kommen zu lassen, und im Rückblick scheint mir das Allermerkwürdigste am kurzen Versuch meines Bruders, in der sogenannten freien Wirtschaft Fuß zu fassen, dass er zunächst viel glücklicher war, solange seine Tätigkeit noch offen dem Verkaufen von Dingen und dem Steigern von Zuwachsraten diente, und erst später, als er versuchte, sein Talent in den Dienst von gemeinnützigen Unternehmungen zu stellen, also etwas zu tun, das man für gewöhnlich als sinnvoll bezeichnen würde, immer unzufriedener wurde. Ich meine mich zu erinnern, dass er bereits damals, als er in der Werbeagentur gekündigt hatte und sich durch Stellenanzeigen von NGOs zu wühlen begann, über den Fall eines Kinderschänders recherchierte, und schon damals versetzte ihn diese Tätigkeit bald in einen Zustand der stummen Panik, aus dem er nur mithilfe eines mehrtägigen Trinkmarathons wieder herausfand. Später habe er dann noch zweimal versucht, so viel wie möglich über die Fakten und Hintergründe jenes emblematischen Falles aus Belgien zusammenzutragen und in eine Art schriftliche Ordnung zu bringen, wie er irgendwann einmal fast beiläufig erwähnte, die, wenn schon nicht Trost, so wenigstens Orientierung bieten würde und Übersicht, und er sei zu diesem Zweck extra verreist, erst nach Paris, dann nach Prag, in der Hoffnung, der Abstand von seinem gewohnten Umfeld würde es ihm erlauben, die Dinge, die er in seinen Kopf kriegen wollte, von seinem Herzen fernzuhalten, aber außer einigen ungeordneten Manuskriptseiten hatte er damals, glaube ich, nichts mit zurückgebracht. Wenn ich heute an diese Zeit denke, in der ich ihn zum ersten Mal von Kindern sprechen hörte und von den vielen verschiedenen Arten des Unrechts, das ihnen in unserer Welt widerfuhr, und wenn ich mir dann unseren letzten gemeinsamen Abend vergegenwärtige, an dem er mir diese mich auch heute noch beunruhigende Geschichte erzählte, scheint es mir so, als wäre sein Zwang, sich solcher Widerwärtigkeit auszusetzen, nur seine Art gewesen, einen Umgang zu finden mit einer Schuld, die er auf sich geladen zu haben meinte, damals in jener Tiefgarage, als die Frau, die er zu lieben glaubte, schon einmal vorausging in Richtung Aufzug, während er prüfte, ob das Mietauto wirklich verschlossen war. Damals, am Ufer der Isar, wo ich von seiner angeblichen persönlichen Urschuld erfuhr, fragte er mich unvermittelt, ob ich mich an die letzte Szene des letzten vernünftigen Batman-Filmes erinnern könne, mittlerweile tropfte es nur noch sanft von den nassen Blättern, und ehe ich antworten konnte, vervollständigte er meine Verwirrung, indem er sagte, der dunkle Ritter, den Christopher Nolan geschaffen habe, sei in Wahrheit eine Metapher für Deutschland. Ich hatte damals keine Ahnung, wer Christopher Nolan war, und ich konnte natürlich auch nicht wissen, dass er etwa zehn Jahre später eine Hommage an die bei Dünkirchen eingeschlossenen britischen Truppen drehen würde, die in einer historisch beispiellosen Aktion mithilfe unzähliger privater Ausflugs- und Fischerboote aus der Umklammerung der Wehrmacht über den Ärmelkanal evakuiert wurden, und nicht einmal Christopher Nolan konnte wissen, als er mit den Dreharbeiten begann, dass es ziemlich genau einen Monat später zu einer folgenschweren Entscheidung des Wahlvolkes im Vereinigten Königreich kommen würde, der Entscheidung über den Rückzug aus der Europäischen Union. Den Batman-Film, von dem mein Bruder sprach, kannte ich aber, es war der letzte Film, in dem Heath Ledger mitspielte, und der, der ihn endgültig berühmt machte, kurz nach seiner daraufhin nun besonders tragisch erscheinenden Medikamenten-Überdosis, und obwohl der von Nolan erdachte und von

Ledger verkörperte Joker sich als eine durchaus interessante, im Kino mir neu erscheinende nihilistische Art von Bösewicht à la Mohammed Atta herausgestellt hatte, knüpfte der Regisseur mit der Figur des Dunklen Ritters für mein Empfinden doch eher an klassische Heldenepen an, weshalb ich vorsichtig Zweifel äußerte an möglichen Übereinstimmungen zwischen Hollywoods Superheld der Gerechtigkeit und meinem Heimatland. Es geht eigentlich nur um einen Satz, entgegnete mein Bruder unbeirrt, ganz am Ende, als klar wird, dass der gute Bezirksstaatsanwalt in Wahrheit auch böse ist, kaum besser als der Joker selbst, und als Batman entscheidet, die vom Hoffnungsträger der Stadt verübten Morde nach dessen Tod beim Widerstand gegen die Verhaftung auf sich zu nehmen und somit freiwillig vom allgemein anerkannten und verehrten Helden zum gejagten Bösewicht zu werden, um die Erinnerung zu retten an den unbescholtenen Repräsentanten der Justiz, die notwendig ist, um die Ordnung zu wahren und das Leid der Menschen zu mindern: *Because he can take it.* Meinem Einwand, dass Deutschland spätestens seit 1914 keineswegs allgemein anerkannt und verehrt sei und dass die Millionen Morde, die dieses Land heute noch prägen, auch tatsächlich von ihm begangen worden sind beziehungsweise von Menschen aus und in ihm, stimmte mein Bruder natürlich zu, wies mich jedoch sogleich darauf hin, dass es ihm bei der Erwähnung dieses Satzes aus Nolans Film nur um die Nachgeborenen gehe, die Kinder der

Kriegsgeneration und deren Kinder, alle, die selber nichts mit den Morden zu tun haben konnten aufgrund der, wie er es nannte, physischen Zwänge der Zeit, und von jenen meine er wiederum nur diejenigen, die dennoch bereit seien, in ihrem Deutschsein einen Teil dieser Schuld anzunehmen und der Verbrechen zu gedenken, mit einem seltsam gebrochenen, schwarzen Stolz auf die heilige Pflicht, sich auch und vor allem an das Schlechteste zu erinnern. Es bleibe aber, wie er mit eindringlichem Blick betonte, auch wenn viele, die die Nerven verlieren, das anders sehen, eine vollkommen freiwillige Entscheidung, die Schuld auf sich zu nehmen, auch wenn sie natürlich moralisch und rational gut begründbar ist und über die Jahrzehnte zu großen ökonomischen und politischen Vorteilen geführt hat für dieses Land, denn der emotionale Preis, den die, die es ernst meinen mit dem Zahlen, zahlen, stehe in keinem Verhältnis zu den öffentlich diskutierten gesamtgesellschaftlichen Fragen, zu Denkmälern oder Reparationen, Schuld sei, anders als Stolz oder Freude, eine nur individuell erfahrbare Kategorie, sie mag noch so sehr gesellschaftlich organisiert und ritualisiert sein, und während die Steine des Holocaust-Mahnmals mit unzähligen im Staatshaushalt anonymisierten Beiträgen einzelner Steuerzahler in ihre Form und an ihren Bestimmungsort gebracht worden sind, bleibt es für immer dem einzelnen Bürger überlassen, zu versuchen, sich vorzustellen, wofür sie stehen. Dabei spiele es, wie mein Bruder nach einer kurzen Pause hinzufügte, überhaupt keine Rolle, wie viel Fantasie jemand hat, wie viel Verantwortung oder Geschichtsbewusstsein, entscheidend sei, dass man bei dieser Arbeit allein ist. Ich weiß nicht, ob es jene angeblich deutsche Pflicht zur Einsamkeit war oder einfach ein ganz allgemeiner Überdruss an menschlicher Gesellschaft, aber ich weiß, dass mein Bruder nach seiner Zeit in der Schweiz eine Phase intensiven Reisens begann, mit dem Auto quer durch den Kontinent, und er hat mir später manchmal erzählt, dass er immer ein angenehmes Gefühl im Magen verspürt habe, wenn er irgendwo auf das blaue Sternenbanner gestoßen sei, auf Schildern neben nagelneuen Asphalttrassen durch verlassene Landstriche, zum Beispiel in Südserbien, wo die Mauern der zerschossenen Moscheen nur notdürftig von ausgedörrten Büschen verdeckt waren, und er habe sich damals immer gefragt, ob man wohl die gefällten Minarette wieder aufrichten würde, wenn dieses Land dafür eine echte Chance erhielte, dem politischen Verbund beizutreten, der vorerst nur seine Fernstraßen finanzierte, glatte, gerade Laufstege für die neuesten Kollektionen aus München und Sindelfingen, und er sagte, er musste damals einigermaßen hohen Aufwand betreiben, um nicht zu vergessen, dass eine schöne, wahre Idee nicht weniger schön und wahr wird, nur weil die deutsche Wirtschaft von ihr profitiert. Es war auf diesen Fahrten, oft nachts, in Regen und Wind, dass ihm dämmerte, welche übernationale, verbindende Kraft in so kalten, klaren Regeln lag wie dem Rechtsfahrgebot, der Richtgeschwindigkeit und dem Mindestabstand, und dementsprechend irritiert sei er gewesen, als er zum ersten Mal erlebte, wie fragil auch diese letzten allgemeingültigen Normen sind, nachts, auf der Autobahn, ausgerechnet in Deutschland, irgendwo zwischen Kassel und Fulda, nach einer Vollsperrung, als wie aus dem Nichts ein Stauende auftauchte nach einer langgezogenen Kurve, und zum Glück war er nicht zu schnell oder zu müde, und die Rücklichter der Vorderleute waren rot genug und so viele, dass er rechtzeitig zum Stehen kam, und die Hunderten, Tausenden plötzlich hinter ihm aus der scheinbaren Leere der Straße und Schwärze der Nacht heranrasenden Lichtpaare auch, und es war nicht einfach nur zähflüssiger Verkehr oder Schritttempo oder so etwas, hier stand alles vollkommen still, und er könne nicht genau erklären, was es war, das ihn dazu bewegte, auch sofort den Motor abzustellen, ob er gemerkt hatte, dass die vor ihm das auch schon getan hatten, ob es vielleicht eine Art unterbewusste Wahrnehmung gab für das Führen von Kraftfahrzeugen, die auf Vibrationen in der näheren Umgebung ansprach beziehungsweise auf ihr Fehlen, oder ob es einfach die Schärfe des Bremsmanövers war, die vollkommene Entschleunigung, die Totalität des unerwarteten Stehens, auf der linken Spur einer Autobahn, nachts um halb drei, auf der Rückfahrt nach München vom Wilhelmshavener Überseekai. Er habe dann versucht, im

Kopf zu überschlagen, wie groß der Abstand zum vorausfahrenden und zum nachfolgenden Fahrzeug gewesen sein musste, um sich bei Tempo 160 zwei Stunden lang für völlig allein auf der Straße zu halten, habe dann aber aufgegeben, er war nie gut gewesen in Mathematik, und dass die Autobahn nun plötzlich ganz voll und vorher ganz lange ganz leer gewesen war, so weit das Auge reichte, war eine Tatsache, die zwar erstaunlich war, aber nicht logisch unmöglich. Und dann seien sie alle ausgestiegen. Es sei ja immer ein wenig unheimlich, wenn Menschen anfingen, ihr Handeln aneinander auszurichten, ohne sich dabei sprachlich über die Zweckmäßigkeit ihres Tuns auszutauschen und abzusichern, und sobald sich die Kommunikation einer Gruppe ausschließlich über Blicke und Gesten abspiele, entstehe manchmal eine Art vorzivilisatorische Entschlossenheit, die, wie er denke, mit der Schwierigkeit der kollektiven Willensbildung ohne Sprache zusammenhänge, und er stelle sich das Bewusstsein des Einzelnen in einer solchen Situation wie eine offene, ungebundene Kraft vor, die auf die ihr vorgegebene Richtung wartet, und auf ihr Ziel, wie das Meer, das langsam zurückströmt in eine sich aufrichtende Welle, und wenn dann einer in der Gruppe, die sich vorher untereinander an- und umgesehen hat, eine Bewegung macht, erst dann erhalten die vorangegangenen Blicke ihre Bedeutung, die vielleicht der Absicht, die verschiedene andere Mitglieder der Gruppe ursprünglich hatten, vollkommen widerspricht, aber nun ist es zu spät, einer hat den Anfang gemacht, und für Diskussionen ist es bei einer Affenhorde noch ein paar Millionen Jahre zu früh, also rennt einer los, und die anderen folgen. Er habe jedenfalls nie wieder etwas derart Beunruhigendes gehört, sagte mein Bruder, wie die schnelle Abfolge sich öffnender und wieder schließender Autotüren vor und hinter ihm, die neben ihm machten natürlich nur einen kleinen Teil dieses akustischen Phänomens aus, aber abgesehen vom merkwürdigen Widerspruch zwischen der Ähnlichkeit der einzelnen Töne und der völligen Beliebigkeit ihres Entstehungsortes in Hörweite war es vor allem ihre ausgesprochen natürlich wirkende Frequenz, nach einer Ouvertüre aus einzelnen, unregelmäßigen Schlägen verdichtete sich das Ganze zu einem kurzen, durch Gummiverkleidungen und Fensterglas gedämpften Rauschen, dann noch einige wenige einzelne Schläge, dann Stille. Die Fahrbahn sei ebenso plötzlich, wie sie vorher voller Autos gewesen war, nun voller Menschen gewesen, die eine merkwürdige Aufregung verströmt hätten, eine Mischung aus Unsicherheit und Heiterkeit angesichts der ungewohnten Situation, mitten in der Nacht, auf einer dreispurigen Autobahn, und noch überraschender als die Dunkelheit, die er wie die Hitze jener Sommernacht erst so richtig nach dem Verlassen des Wagens wahrgenommen habe, empfand er die diesem Ort und der Anzahl der hier versammelten Menschen und Maschinen zutiefst widersprechende, vollkommene Stille. Man sei dann halt so rumgestanden, jeder neben seinem Auto, aber nur für ein paar Augenblicke, dann habe sich das bedrohliche Kollektiv der Ausgestiegenen sofort wieder in Individuen aufgelöst, einige streckten ihre Rücken durch, gingen ein paar Schritte, andere zündeten sich Zigaretten an oder kletterten über die Leitplanke, um dahinter zu urinieren, und hier und da wurden sogar Gespräche begonnen zwischen benachbarten Wartenden, und er habe gestaunt, sagte mein Bruder, wie viele Nachtfahrer offenbar Bier mit sich führten, und sich gefragt, wofür sie es sonst brauchten, wenn sie nicht gerade in eine unangekündigte Vollsperrung fuhren. Ein-, zweimal habe er, wie er meinte, noch eine kurze Verunsicherung des von ihm wahrnehmbaren Ausschnitts der Gesellschaft der Wartenden um ihn herum gespürt, zum ersten Mal nach etwa zehn Minuten, dann noch einmal nach etwa zwanzig, als müssten Vollsperrungen einem bestimmten Rhythmus folgen wie Regionalbahnen oder Unterrichtspausen, aber dann sei plötzlich alles ganz schnell gegangen, das Einsteigen habe sich diesmal schön linear von vorne nach hinten verbreitet, zügig, aber nicht hektisch, und als nach drei Kilometern im Schritttempo sein Kühler zu dampfen begann, brachte ein unscheinbarer Mann aus einem Kleinbus beim nächsten kurzen Halt eine Flasche stilles Mineralwasser, das er dann mit ausdrucksloser Miene in den Kühler schüttete, während mein Bruder ihm sagte, dass er nicht wisse, wie er ihm danken könne. Ab da hätten sie nicht mehr angehalten. Sie seien von der Autobahn abgefahren und einige Kilometer über Landstraßen geleitet worden, vorbei an Dörfern, deren Transitcharakter bestimmt schon bei Tageslicht schwer zu ertragen war, jetzt, mitten in der Nacht, von Hunderten hell erleuchteten Autos ignoriert und passiert, hatte ihre Dunkelheit etwas geradezu Herzzerreißendes, wie mein Bruder sagte, und als sie dann wieder auf die Autobahn kamen, gaben sie nacheinander Gas und verschwanden im Brüllen ihrer Motoren, frästen sich Kilometer um Kilometer hinein in die Einsamkeit ihrer Ziele und Herkunftsorte, und es war damals, glaube ich, unter der Buche am Isarufer, als er mir gegenüber zum ersten Mal den Gedanken äußerte, dass man in Deutschland vielleicht nur darum so schnell fahren darf: Damit man schneller vergisst, woher man kommt. Ganz anders klang, was mein Bruder sagte, als ich seine Stimme zum letzten Mal hörte, am Telefon, lange nach dieser Nacht unter der Buche und einige Monate nachdem wir uns zum letzten Mal gesehen hatten. Ich war auf der Insel Helgoland, in einem Supermarkt, es war morgens halb acht, und ich war mir zuerst nicht sicher gewesen, ob ich das Gespräch annehmen sollte, und für dieses Zögern schäme ich mich heute ein wenig, aber ich konnte ja nicht ahnen, dass der nächste Anruf, den ich seinetwegen bekommen würde, ungefähr neun Monate später, die Nachricht von seinem Tod wäre. Damals reiste ich noch Jahr für Jahr einmal auf diesen kleinen roten Felsen mitten im

Meer, schlief, rauchte, sah aus dem Fenster, und manchmal nahm ich einen Stift in die Hand und ein Blatt Papier und begann, ernsthaft darüber nachzudenken, doch noch meine Abschlussarbeit in Philosophie zu schreiben. Nachdem ich abends das unbeschriebene Blatt wieder weggelegt hatte, sah ich mir normalerweise im Aquarium des Restaurants Knieper die Hummer aus Thailand an und bestellte dann Scholle mit Senfsoße und Bier. Ich behandelte den Koch schroff, wenn er das Essen brachte, weil ich nicht den Eindruck erwecken wollte, ich würde mit Freundlichkeit versuchen, meine Einsamkeit zu überbrücken, und möglicherweise ein Gespräch anfangen, und nach dem Essen ging ich spazieren, über die stockdunkle Insel, an der Steilküste entlang, sechzig Meter über der neun Meter hoch wogenden Nordsee, die sich unten an den Trümmern gesprengter Bunkeranlagen brach und von der ich nichts sah, ich sah gar nichts, das einzige Licht kam vom Leuchtturm über mir, der in regelmäßigen Abständen in das unermessliche Schwarz hineinstrahlte und damit nichts zeigte, außer dass es unermesslich war, es war unmöglich, festzustellen, ob sich da draußen ein Meer befand oder eine Wüste oder ob die Erde vielleicht doch eine Scheibe war, die hier endete. Der Wind war stark, und nur am Pfeifen links von mir konnte ich erkennen, wo der nicht einmal hüfthohe Drahtseilzaun stand, der den Inselpfad von der Felswand trennte, und manchmal wurde das Pfeifen so laut, dass ich wusste, gleich wird mich eine Böe umwerfen, und dann warf mich eine Böe um, aber zum Glück immer nur nach rechts, weg vom Zaun, der Wind kam von Nordnordwest, und ich fiel, wenn ich fiel, nur in einen der unzähligen mit weichem Gras bewachsenen Bombentrichter, die das Oberland übersäten, nicht erst seit die Royal Air Force die damals geräumte Insel nach Kriegsende eine Weile als Übungsziel benutzt hatte, nachdem die spontan im Zuge des Sieges über das Deutsche Reich geplante vollständige Sprengung gescheitert war, die größte konventionelle Explosion aller Zeiten, jedenfalls zum Zeitpunkt ihrer Durchführung, die doch nur zum teilweisen Einsturz des Sandsteinplateaus geführt hatte und damit zur Entstehung des heutigen Mittellandes, ein gewaltiger grüner Krater zwischen Leuchtturm und Südhafen, im Tal ein Krankenhaus und am Kamm eine Vogelbeobachtungsstation. Ich überlegte gerade, ob ich eine neuseeländische Kiwi kaufen sollte, als das Telefon klingelte. Ich bin weit weg, dachte ich, also nahm ich ab. Sofort hörte ich, dass mein Bruder viel getrunken hatte, er lachte ein klein wenig länger, als unbedingt nötig gewesen wäre, über die Tatsache, dass ich auf einer Insel war, im Februar, bei Windstärke acht und Eisregen, und dass ich seit fünf Minuten, wie ich behauptet hatte, überlegte, ob ich mir eine um den halben Erdball per Flugzeug und Schiff herangekarrte Kiwi kaufen sollte. Kauf lieber Kaffee, sagte er, worauf ich entgegnete, dass ich genug Kaffee hätte in meinem Apartment, und dann legte ich, einfach um mit dem Thema abzuschließen, die Kiwi in meinen Korb. Wie geht's Lisha wir haben eine Wohnung, sagten wir nach einer kurzen Pause gleichzeitig, dann sagten wir gleichzeitig, gut, und dann schwiegen wir wieder, weil keiner von uns dem anderen ins Wort fallen wollte. Die Abstände zwischen dem Aufheulen des Windes draußen verkürzten sich mehr und mehr, verschiedene lose Seile, Planen und Kabel schlugen immer schneller gegeneinander im Eingangsbereich des Edekas, und ich fragte mich, wie ich das Gespräch wohl am elegantesten wieder beenden könnte. Ich wollte dir eigentlich nur sagen, dass ich sehr glücklich bin, sagte mein Bruder da, und dass du nicht denken sollst, ich würde mich einsam fühlen oder missachtet, weißt du, mir wurde schwindlig, so dass ich mich an dem Stahlregal mit den Putzsachen festhalten musste, gegenüber dem Obst, ich meine, sagte er, Lisha hat einen ungewöhnlichen Beruf, und viele finden die Vorstellung komisch, dass sie eine Mutter wird, und ich weiß, dass du nichts gegen sie hast, du bist ein offener Mensch, kleiner Bruder, aber ich habe es gespürt, als wir im Bachwirt saßen, dass du dir das alles nicht so recht vorstellen kannst, sie und mich, und ein Kind, und ich wollte dir nur sagen, dass ich dich nicht verurteile für deine Bedenken, im Gegenteil, ich verstehe sie, weil ich sie, wenn ich du wäre, wahrscheinlich ebenfalls hätte. Vorsichtig strich ich über den roten Verschluss einer Sprühflasche Fensterputzer, mein Ohr wurde langsam warm. Du musst wissen, kleiner Bruder, Lisha ist wirklich unglaublich, die hat, denke ich manchmal, eine ganz andere Verbindung zu ihrer Umwelt, wenn sie lacht, schwanken Büsche und Bäume, und wenn der Wind weht, fängt sie zu strahlen an, du und ich können das nicht, uns fehlt da etwas, vielleicht ist es verloren gegangen, falls wir es jemals hatten, ich glaube nicht, sagte er, und ich stand mit aufgerissenen Augen vorm Haushaltswarenregal. Aber das macht nichts, du wirst jemanden finden, sprach mein Bruder dann weiter, und ich habe sie, und wenn sie mich festhält, merke ich, wie sich meine Atome fester zusammenfügen unter dem sanften Druck ihrer Berührungen, sie muss mich dafür nicht mal anfassen, eigentlich, es genügt, wenn sie ihren Kopf auflegt auf meine Schulter, und mein Rücken richtet sich auf, und dann sehen wir gemeinsam in eine Richtung, und plötzlich ist das, was da vor uns herumliegt, steht oder hängt, ein komplexer, wunderbarer Organismus, es sind nicht mehr Fenster, Heizkörper, Fernseher, Tisch und Teppich, es ist eine auf der ganzen Welt nur genau ein einziges Mal genau so vorkommende Kombination von Dingen und ihren Farben, und der Möglichkeit, sie zu gebrauchen, oder auch nicht, sie nur immer weiter anzusehen, mit dieser ebenfalls genau so nur ein einziges Mal im Universum vorkommenden Kombination von Augen, Händen und Herzen, ahnst du mein Glück? Ich schluckte und sagte dann leise Ja, und Schwämme, Waschpulvertonnen, Familienpackungen Toilettenpapier, Bürsten, Besen, Lappen und Mopps leuchteten gelb, grün und rosa durch mich hindurch. Wir haben ein Dach über dem Kopf. Ich schloss meine trockenen Augen. Es ist ein dichtes Dach. Ich öffnete sie wieder. Auch die Wände sind dicht, und sie wärmen uns, obwohl sie an manchen Stellen Licht durchlassen, aber nur Licht, kaum Kälte, denn an den lichtdurchlässigen Stellen ist Glas. Ich sah eine Dreierpackung Schwämme, auf der das Wort Glitzi stand. Der Boden ist unrenoviert, hat aber keine kaputten Stellen, sicher, hier und da kleine Kratzer auf dem Parkett und der Abrieb einer Schuhsohle auf dem Linoleumboden in der Küche, aber das werden sicher nicht die einzigen Spuren von Leben bleiben, jetzt, da wir da sind, und ganz bald auch noch jemand anders. Ich schloss die Augen wieder. Die Türklinken quietschen kein bisschen, die Scharniere ebenso wenig. Wie schön, sagte ich. Der Einbauschrank in der Küche hat Platz für ihre und meine Pfannen und Töpfe, wir müssen nichts aussortieren. Braucht ihr denn viele Töpfe, fragte ich, eigentlich nicht, sagte mein Bruder, und Aussortieren kann ja auch angenehm sein. Ja, das stimmt, erwiderte ich, wenn man nicht muss, fügte ich dann noch hinzu, und mein Bruder sagte, ja genau, wenn man nicht muss. Was mir besonders gefällt, ist, dass wir noch alte Holzfenster haben, das zieht zwar manchmal ein bisschen, aber die Luft ist besser, einer der häufigsten Fehler bei Renovierungen ist ja, Plastikfenster einzubauen, das dauert keine zwei Winter, dann schimmelt es, sagte mein Bruder.

Mein Blick fiel auf eine Flasche Bio-Schimmelentferner im Haushaltswarenregal. Dagegen kann man aber was machen, sagte ich, da gibt es mittlerweile sehr gute, umweltverträgliche Produkte. Ich sehe hier gerade zum Beispiel so einen Sprüher von Mellerud, der ist scheinbar komplett chlorfrei, kann also auch im Kinderzimmer verwendet werden und kostet nur 6 Euro 49. Das ist ja fast nichts, sagte mein Bruder, ja, sagte ich, nahm die Flasche in die Hand und drehte sie um. Befallene Oberfläche nicht vorbehandeln, gleichmäßig aufsprühen und mindestens eine Stunde einwirken lassen, gründlich nachwischen, danach gut lüften, und natürlich: außerhalb der Reichweite von Kindern aufbewahren. Wir lachten. Ich stellte die Flasche zurück und ging weiter, zum Kühlregal. Als Bett haben wir uns vier Europaletten geholt. Ich legte einen Schafsmilch-Mango-Joghurt in meinen Korb. Am Dienstag kommt die Matratze. Ich griff nach einhundert Gramm luftdicht verpacktem Taleggio. Ikea, Latex, 499 Euro, Lieferung inklusive. Okay, sagte ich und ging weiter zum Brot. Wir haben uns neue Messer gekauft, sagte mein Bruder. Ich nickte geistesabwesend. Und Schneidbretter aus dunklem Holz. Ich drückte vorsichtig einen Laib Dinkel-Roggenbrot ein. Wir haben einen neuen Wasserkocher. Der Laib war sehr weich. Und rosa Wandfarbe für das Kinderzimmer. Ich legte das Brot in den Korb. Wir haben diese kleinen Steckdinger für die Steckdosen, damit die Kinder nicht reinfassen, und einen Duschvorhang aus Baumwolle und einen

Schuhschrank aus Aluminium, und hinter der Wohnungstür ist genug Platz für vier bis fünf Haken, für Mäntel und Jacken, und wir haben eine weiche Decke für das Sofa. Ich blieb kurz stehen. Sie ist groß genug für uns beide. Ach, die Milch, sagte ich dann und ging zurück zum Kühlregal. Was? Ich habe die Milch vergessen, sagte ich. Oh, sagte mein Bruder, nimm besser eine mit, du trinkst deinen Kaffee doch auch lieber mit Milch, oder? Ja, sagte ich. Dachte ich mir doch. Nachdem ich einen halben Liter Milch in meinen Einkaufskorb gelegt hatte, ging ich zur Kasse. Was habt ihr noch, fragte ich meinen Bruder. Als ich später in meinem Zimmer in einer Pension mit dem Namen *Arielle* meinen Rechner öffnete, sah ich zu meinem Erstaunen eine Nachricht meines Bruders, die erst wenige Minuten alt war, aber so lang und so kompliziert, dass er sie unmöglich in der kurzen Zeit, die seit unserem Telefonat vergangen war, verfasst haben konnte, und ich fragte mich, wie lange davor er damit wohl begonnen hatte. In dieser Nachricht erklärte er sinngemäß, dass er sich zurückgezogen habe aus dem Kampf gegen die Arschlochigkeit, wie er schrieb, und dass es ihm, ganz ehrlich, wirklich langsam zu blöd sei, sich Gedanken zu machen, wie man denen vergeben könne, die keine Vergebung wollen. Er könne nur versuchen, schrieb er, hier zu stehen, in seiner neuen, schönen, gemütlichen Wohnung, mit einem schiefen Lächeln, im Licht der durch die Februarwolken hier und da durchbrechenden Sonne, und zu warten, auf den

Schlag, die Krankheit oder den Atomkrieg oder auf irgendeinen hasserfüllten Idioten, das Wichtigste sei, wie er meinte, nicht aktiv zu werden, sich zu hüten, selbst den Schritt zum Absprung zu tun wie all die Feiglinge, die ihre Angst intellektuell in Ekel übersetzt hätten, sondern gelassen zu bleiben, egal was kommt, und bis dahin so viel Liebe zu produzieren wie möglich. Und deswegen sei es ein Segen, schrieb er, dass ihm Lisha begegnet sei und ihm ein Kind schenken werde, denn auch wenn zwischen seinem Vater und ihm nicht immer alles reibungslos verlaufen wäre, wäre es seine einzige Chance, seinem Leben einen Sinn zu geben, wenn er versuche, es besser zu machen als er. Was ist menschlicher, als das Gleiche noch mal zu tun, aber dieses Mal vielleicht ein klein wenig besser, das ist Evolution, schrieb er, und im Übrigen gehe es um einen viel fundamentaleren Gedanken, denn ihm sei schon zu Beginn der Schwangerschaft klar geworden, als er die Tritte der kleinen Füße erstmals gespürt hatte hinter der Bauchdecke Lishas, dass es, wenn überhaupt, nur die Liebe zu einem Kind sein kann, die vollkommen selbstlos ist, oder wird, zu Beginn hat sie sicher egoistische Züge, natürlich, der ewige Traum von der Unsterblichkeit, aber nach und nach, wenn ein Kind älter wird, wird es die Liebe seiner Eltern immer selbstverständlicher nehmen und immer weniger schätzen und immer weniger brauchen, und das ist auch genau richtig so, denn nur wenn es gelingt, sie *trotzdem* weiterzugeben, ohne etwas dafür zurückzuerwarten und ohne gekränkt zu sein, enttäuscht oder auch nur bewegt von der Nichtbeachtung oder der offenen Abneigung, wenn es also gelingt, Liebe zu geben ohne jede Bedingung, wie der Himmel Wasser, dann, nur dann wird man bereits zu Lebzeiten wieder ein Teil der Natur. Dieses *trotzdem* mache für ihn, wie er hervorhob, nichts weniger aus als den Kern der menschlichen Existenz, die Würde der Spezies ebenso wie ihre Einzigartigkeit, die Grundhaltung des nackten Überlebens in Sturm, Dürre und Krieg ebenso wie die angesichts der politischen, ökologischen und ökonomischen Aussichten unwahrscheinliche Zuversicht, die sich ausdrückt im Akt der Fortpflanzung, im Entschluss, ein neues kleines, weiches, schutzloses Wesen in eine Welt zu setzen, die auch einen Marc Dutroux hervorgebracht hat, und täglich neue hervorbringt, von den meisten werden wir nie etwas hören, hoffentlich, aber wir wissen, es gibt diese Menschen, sie sind alle auch hier, und dennoch freue er sich auf sein Kind, schrieb mein Bruder, und dass die Pflicht, sich mit dem Schmutz und dem Leid zu befassen, auf die Gefahr hin, seine Lebensfreude zu verlieren, seine Gesundheit und seinen Schlaf, eben daher käme, dass das Wissen um den Wahnsinn und den Schmerz in der Welt die Voraussetzung für die Würde des *trotzdem* sei, denn wer aufrichtig versuche, zu verstehen, was sich an einem Ort wie Treblinka abgespielt hat, schrieb er, lehne sich auf gegen die Widerwärtigkeit des Menschengeschlechtes als Ganzen, mit jeder einzelnen Sekunde, die er weiterlebt und versucht, glücklich zu sein, in einer gemütlichen Wohnung zum Beispiel, mit oder ohne Familie, aber immer in dem Wissen, wozu Menschen fähig sind. Wen nichts niederdrückt, für den sei das Weiterleben keine Kunst, behauptete mein Bruder in seinem verworrenen Text, und dass er sich sicher sei, dass die Würde des Daseins im Ausmaß der überwundenen Widerstände liege, sofern das Aushalten einem selbstgewählten, sozialen Zweck diene, der Verbreitung von Hoffnung etwa, von Schönheit oder, natürlich, Liebe. Ich blickte auf. Der Regen wurde stärker, er trommelte auf das schräge Dach und die Fenster. Deshalb sei es immer sein Ziel gewesen, alles stumm zu ertragen, wie es weiter hieß in dem seltsamen Bekenntnis meines Bruders, das mich so plötzlich erreicht hatte und das ich mit zunehmender Besorgnis las, jeden Schmerz, jede Last, jede Beleidigung, Herabwürdigung oder Verletzung habe er ertragen wollen, ohne deswegen aufzuhören, zu lachen und Wärme zu geben, den Nahen durch Gesten, Worte und Berührungen, den Ferneren durch Gedanken, und er wollte dabei niemals an sich selbst denken, wirklich immer nur an nichts anderes als an die anderen, und seiner Meinung nach sei es Jesu Christi größter und einziger und darum, weil er ja Gott war, unverzeihlicher Fehler, dass er das Wort *ich* gebrauchte in seinen Gebeten und Verheißungen und die Menschen damit anfällig gemacht hat für die Illusion, sie könnten werden wie er, nur weil auch sie in der Lage sind, *ich* zu sagen, und während die permanente Aufwertung des Einzelnen gegenüber der Macht selbstverständlich richtig und notwendig war, ist und bleibt, bedeutet die Beschränkung auf die subjektive Perspektive wiederum eine Vervielfachung genau des Leids, das minimiert werden sollte durch die Befreiung des Individuums, da alles, was *mir* geschieht, eben auch zuallererst *mich* schmerzt, *mich* in *meiner* Entwicklung hindert, *mich* kleiner macht, als *ich* glaubte zu sein. Man hat dann gar keine andere Wahl, schrieb mein Bruder weiter, als zu meinen, dass sich die Schwerkraft gegen einen persönlich richtet, ebenso wie die Zeit, die Angst, das Vergessen, und man beginnt, zu übersehen, dass alle anderen ebenso diesem Sog ausgesetzt sind, diesem fortwährenden Weggezerrt-Werden vom Jetzt, diesem seltsamen Sturm, der einen immer einen Meter vor sich selbst stehen lässt, und er sei, wie er fortfuhr, immer mehr zu der Überzeugung gelangt, dass es schwach ist und klein, sich immer wieder von Neuem Aufschub zu gewähren auf dem Weg, der zu werden, der man einmal dachte sein zu wollen, und wer sich erfolgreich einredet, er habe ja noch Zeit, ein besserer Mensch zu werden, oder glücklich, oder reich, ist schon lange verloren, nur Kinder könnten es sich erlauben, wirklich und ehrlich zu warten, weil nur sie nicht wissen, dass sie nicht wissen worauf. Es war beim Lesen dieser Sätze, dass mir wieder einfiel, worüber wir sprachen, nachdem mein Bruder das erste Mal bei mir geklingelt hatte, an unserem letzten gemeinsamen Abend, ehe er dann irgendwann wortlos ging, mich sitzenließ und ungefähr fünfzehn Minuten später doch wieder zu mir zurückkam. Ich hatte an meinem Schreibtisch gesessen und an einem Text über das Kombinationsproblem des Panpsychismus gearbeitet, an der Frage, wie aus einer hinreichend großen Zahl hinreichend komplex strukturierter, primitiver Protoperspektiven so etwas wie ein Ich werden kann, wie es gelingen kann, unser Bewusstsein wieder zusammenzusetzen, nachdem wir es gleichmäßig im All verteilt haben auf der fundamentalen Ebene der Materie, um die Realität unseres Erlebens zu retten angesichts fehlender empirischer Evidenz und der kausalen Geschlossenheit der Physik, und es war fast Mitternacht und ich noch nicht besonders weit, und der Abgabetermin rückte näher und näher, und meine Wohnung lag nur wenige Straßen vom Bachwirt entfernt, und nachdem ich drei Anrufe meines Bruders ignoriert hatte, klingelte es an der Tür, und ich zuckte zusammen, und dann noch mal, als es ein zweites Mal klingelte, und dann ging ich langsam über das knarzende, alte Parkett zum Summer und hörte ihn kurz darauf die ausgetretene, schiefe Treppe heraufkommen, und ich konnte aus seiner unregelmäßigen Schrittfrequenz seinen ungefähren Trunkenheitsgrad ableiten, und je näher er kam, desto fester nahm ich mir vor, ihm zu sagen, dass ich keine Zeit hätte, dass ich etwas Wichtiges erledigen müsste, nämlich das Kombinationsproblem des

Panpsychismus lösen, die Abschlussarbeit meines Philosophiestudiums schreiben, und dann stand er in der Tür und sah immer noch zwei Köpfe größer aus als ich, obwohl wir gleich groß waren, und der Alkohol ließ ihn strahlen vor Mut und überschüssiger Freude und, wenn sich keine Richtung finden würde für sie, Streitlust, und ich nahm all meinen Mut zusammen, um die Worte *es tut mir sehr leid, aber ich habe gerade überhaupt keine Zeit* irgendwie aus meinem Kopf heraus- und in seinen hineinzubekommen, und dann hörte ich mich plötzlich sagen, komm rein, und, willst du ein Bier, und kurz darauf saßen wir auf dem Sofa und stießen an, und er fragte erst, ob er mich auch nicht stören würde, was ich verneinte, und dann, woran ich da noch mal genau arbeitete, und er nickte zuerst interessiert, wurde dann aber mit zunehmender Dauer meiner Erläuterungen immer unaufmerksamer, was ich ihm nicht übelnahm, es fiel auch mir schwer, mir zuzuhören in diesem Moment, und er sah mit zunehmendem Unwillen in Richtung der nun wegen der einströmenden eiskalten Luft unregelmäßig laut knackenden Gasheizung vor meinem Fenster, das ich geöffnet hatte, da wir angefangen hatten zu rauchen, und dann wurde die Asche an seiner Zigarette immer länger und bog sich immer deutlicher zum Erdmittelpunkt, so dass ich, während ich versuchte, den unterschiedlichen ontologischen Status von *simples* und *lifes* zu erörtern, nur noch angstvoll die Asche anstarrte, obwohl das Sofa, auf dem er saß, eigentlich ihm gehörte, wie ich überhaupt diese Wohnung, die er vorher bewohnt hatte, nie bekommen hätte ohne ihn, und da ich das Gefühl hatte, es würde belehrend wirken, wenn ich ihm die leere Flasche reichte, in die ich selber hineinaschte, sprang ich plötzlich auf und rannte in die Küche, um einen Aschenbecher zu holen, den ich mit möglichst beiläufiger Verbindlichkeit auf der Armlehne abstellte, direkt neben der Hand, in der er die weit abgebrannte Zigarette hielt. Er wiederum nutzte die Pause in meinen umständlichen Erklärungen, um nun selbst das Wort zu ergreifen und mir wieder einmal zu berichten von seiner unvollendet gebliebenen Dissertation über den Zusammenhang zwischen den Namen militärischer Operationen und ihrem Gelingen, eine mit sprachphilosophischen und militärhistorischen Argumenten unterfütterte Studie aus dem Bereich der Motivationspsychologie, für die er sogar ein Jahr lang von einer renommierten Stiftung gefördert worden war, genau genommen bis zu dem Zeitpunkt, da er nach der mit Begeisterung aufgenommenen Vorstellung seines Exposés zum ersten Mal hätte Text liefern müssen, nicht dass er den nicht gehabt hätte, es war ihm nur vollkommen zuwider, nach seiner kreativen nun auch seine wissenschaftliche Arbeit abzustimmen mit Autoritäten, deren einzige Leistung in seinen Augen in der Anhäufung von Kapital bestand. Das alles hatte ich früher schon mehrfach gehört, das Neue an jenem Abend, als der Winter krachend hereinkroch über die heiße Marmorabdeckung auf meinem alten Erdgasradiator, war, dass mein Bruder, kurz bevor er seine Analyse historischer Angriffsnamen endgültig abbrach, auf eine völlig neue, kategorial andere Schilderung der Operation Gomorrha gestoßen war, erstaunlicherweise nicht von einem Historiker oder Politologen verfasst, sondern von einem obskuren, ihm bis dahin vollkommen unbekannten, damals in England lehrenden deutschen Literaturwissenschaftler, dessen Namen er wieder vergessen hatte und der auch ziemlich genau zu der Zeit, als mein Bruder anfing, sich für ihn zu interessieren, bei einem Autounfall ums Leben kam. Das ebenso Merkwürdige wie Aufwühlende und später dann Beängstigende an seiner neuartigen Schilderung jener Luftangriffe sei die beinahe obszöne Poesie gewesen, in der das Unvorstellbare, das mein Bruder bis dahin immer nur mithilfe von isolierten Zahlen und Bildern, Statistiken, Augenzeugenberichten und technischen Daten versucht hatte bruchstückhaft zu imaginieren, plötzlich zu einer einheitlichen, zusammenhängenden Erfahrung wurde. Und obwohl ihm natürlich klar gewesen sei, dass seine Erfahrung der ruhigen, rhythmischen Prosa des Sprachforschers nicht viel mit der Erfahrung eines Bombenangriffs zu tun hatte, außer der Verarbeitung verschiedener Begriffe, die Dinge bezeichnen, die bei einem Bombenangriff von Bedeutung sind, war etwas in ihm überzeugt, dass es dem Autor, obwohl er selbst gar nicht dabei gewesen war, dennoch gelungen sei, einen kleinen Teil des echten Schreckens der Stadt Hamburg in Buchstaben zu konservieren und somit dazu beizutragen, dass dieser Schrecken niemals zu Ende ging. Zuerst habe ihm das große Angst gemacht, dann allerdings habe die Faszination für diese Methode überwogen, so dass er sich daranmachte, bei der Bewertung seiner vielen Beispiele für den sprachlichen Umgang mit dem organisierten Töten mehr und mehr nach ästhetischen Gesichtspunkten vorzugehen, zunächst nur beim Vergleich zeitgenössischer amerikanischer Operationen, dann aber schließlich auch bei allen anderen von ihm zitierten Kampagnen, vom Fall Weiß über das Unternehmen Barbarossa bis hin zu den Unternehmen Weserübung und Zitadelle, er habe mehr und mehr Zeit damit verbracht, die Decknamen laut auszusprechen und so einzubauen in seine Sätze, dass ihr Klang möglichst viel Raum erhielt, er habe teilweise sogar seine Aussagen geändert, nur um die Silbenzahl einzelner Sätze anzugleichen an den Rhythmus des Ganzen, und auf der Suche nach einer Systematik, die er diesem Verfahren zugrunde legen könnte, sei er mehr oder weniger zufällig auf die Dissertation eines deutsch-iranischen Islamwissenschaftlers gestoßen und dessen dort geprägten Begriff von Schönheit, mit einer klar sakralen Dimension, aufbauend auf der These, dass das Offenbarungswunder des heiligen Buches der Muslime nicht wie bei den Christen darin besteht, was erzählt wird, sondern, wie der Name, Koran, zu Deutsch Lesung, vermuten lässt, ausschließlich in seinem Klang. Er habe dann eine Weile mit diesem Ansatz experimentiert, er habe sogar einige Prosaskizzen angefertigt, erzählte mein Bruder, sie dann aber liegen gelassen und wieder vergessen. Bald darauf sei ihm sein Dissertationsprojekt insgesamt sinnlos vorgekommen und dann sogar zutiefst unaufrichtig, weil er in seinem Text immer mehr eine gewisse Verwandtschaft zu spüren glaubte zwischen den Stabsoffizieren und Strategen, die bei Kaffee und Zigaretten nach guten Worten suchten, die es Männern erleichterten, zu marschieren, zu töten und zu sterben, den Predigern und Aposteln, die möglichst fantastische, strahlende, mitreißende Bilder malten von der banalen Weisheit, dass es besser ist, gut zueinander zu sein und im Tod nicht allein, und den Schriftstellern, die das Unternehmen, die Welt zu beschreiben, immer wieder genau dort beendeten, wo sie es begonnen hatten, bei ihrer Einsamkeit. Vor allem habe es ihn zunehmend irritiert, dass er die deutschen Namen viel interessanter fand, was natürlich mit seiner eigenen Geschichte zu tun hatte und mit der des Landes, aus dem er zur Hälfte stammte, irgendwann habe er außerdem seine Rührung angesichts der Gerechtigkeit der Zerstörung der deutschen Städte und der totalen Niederlage der Armee nicht mehr unterscheiden können vom zweifelhaften Komfort der selbstgewählten Rolle des Opfers, also habe er einfach so aufgehört mit dem Ganzen, von heute auf morgen. Gestern kam ein Brief von unserem Vater, sagte er dann unvermittelt. Es habe sich um einen großformatigen Brief gehandelt, ein Staatsbürgerschaftsnachweis, den mein Bruder für verschiedene unangenehme Behördengänge benötigte, wie er umständlich andeutete, und dass er unseren Vater telefonisch darum gebeten hätte und überrascht gewesen sei, wie schnell er genau das, was er brauchte, bekam. Als er das Kuvert aufgerissen habe, seien mehrere Fotos herausgefallen. Die meisten waren Aufnahmen jüngeren Datums, die unseren Vater auf einer seiner ihn immer weiter aus Europa wegführenden Reisen zeigten, Hawaii, Korea, Hainan, ein freundlich lächelnder älterer Herr in Hemd und Jackett, manchmal mit einem blauen oder gelben Pullover, seit Neuestem in Turnschuhen, neben einem Soldaten der Terrakotta-Armee, im Hafen von Shanghai, in der Verbotenen Stadt. Eines der Bilder sei jedoch deutlich größer und älter gewesen, sagte mein Bruder, und in Schwarz-Weiß, und zu diesem Bild hätten sich einige Erläuterungen in dem beigelegten Schreiben befunden. Es zeigte links unten ein Brautpaar, die Eltern unseres Vaters, seine Mutter auf dem Schoß seines Vaters, beide verschmitzt grinsend, nicht erlöst oder glücklich, auch nicht verkrampft, wie man das von heutigen Hochzeitsfotos kennt, sondern irgendwie amüsiert, beinahe anzüglich, auf jeden Fall sehr selbstbewusst, so als hätten sie noch etwas vor, sagte mein Bruder nachdenklich. Hinter und neben dem Paar hätten sich noch etwa zwanzig weitere unterschiedlich nahe Verwandte befunden, stehend und sitzend, deren Namen unser Vater jedoch nur noch teilweise kannte. Unter denen, die er meinem Bruder in dem Begleitschreiben vorstellte, befanden sich einige, von denen auch ich schon einmal gehört hatte, andere, die mir neu waren, alles in allem muss es jedenfalls ein ganz normales Familienfoto gewesen sein, nur dass die Leute festlich gekleidet waren, vielleicht etwas festlicher, als man sich heute kleiden würde, und es gab bei den Männern deutlich mehr Fliegen als Krawatten, wie mein Bruder betonte. Neben dem Umstand, dass das Bild im Oktober 1933 entstanden war und mein Bruder, wie er sagte, natürlich sofort versuchte, die Gesichter und die Freude darin, die Selbstsicherheit und die Härte auch im Hinblick auf die gerade stattfindenden politischen Veränderungen zu deuten, gab es noch ein weiteres Detail, das ihn beschäftigte. Es habe sich dabei um den einzigen Mann im Bild gehandelt, der nicht frontal zur Kamera saß oder stand, sondern im rechten Winkel zu ihr, ganz rechts an der Wand, so als gäbe es eigentlich nicht genug Platz für ihn, und den man darum nur im Profil sehen konnte, als würde er durch die Reihen seiner Familie hindurchsehen, nach links, in den unbekannten Bereich außerhalb des Bildes. Wie er dem Brief unseres Vaters entnehmen konnte, war dieser Mann der einzige Bruder seines Vaters gewesen, unser Großonkel, der später in Stalingrad war, wie wir natürlich bereits wussten, und er wisse natürlich, sagte mein Bruder, dass es Zufall sei, dass der einzige

Mann auf dem Bild, der sich nicht der Kamera zuwendet, bald darauf in den Krieg zieht und stirbt, aber bemerkenswert sei es auch. Von diesem Großonkel nun, wie meinem Bruder daraufhin wieder eingefallen war, gab es, in seinen Feldpostbriefen aus Russland, ganz erstaunliche, berührende Zeichnungen, die er in verschiedenfarbiger Tusche angefertigt hatte, um seine freundlichen, einfühlsamen Zeilen zu illustrieren, die er unserer Großmutter von der Front geschrieben hatte, und es hieß, dass er die Tatsache, dass sie sich für seinen Bruder entschieden hatte und nicht für ihn, nie ganz verwunden haben soll, was auch erklären würde, wieso er den Blick von der Kamera abwendet auf ihrem Hochzeitsbild. Ich erinnere mich heute daran, wie ich als Kind auch auf diese Zeichnungen gestoßen war, in der Wohnung unserer Hamburger Großmutter, und ich weiß noch genau, wie erstaunt ich war, als ich die mir zuerst nur aus den an *Pünktchen und Anton* erinnernden Zeichnungen vertraute Uniform mit Schiffchen, Schulterklappen und Schaftstiefeln später in einem Schulbuch sah, an einem echten Menschen, der kurz davor war, einem anderen, vor ihm knienden echten Menschen ins Genick zu schießen. Vor einigen Wochen habe ich in alten Unterlagen meiner Großmutter nach diesen Briefen gesucht und sie sogar gefunden, und nun war ich auch in der Lage, die Handschrift des jungen deutschen Soldaten zu entziffern, die Daten und Ortsangaben, 1941, 1942, 1943, Breslau, im Osten, am Wolgastrand, und ich war seltsam berührt von seinem Humor, von der kaum verborgenen Enttäuschung über die unerwiderte Liebe und den hoffnungsvollen Andeutungen, dass es doch vielleicht einmal möglich sein könnte, sich wieder anzunähern, unter anderen Umständen, in einer anderen Zeit. Ich habe nur ein einziges Mal gehört, dass unsere Großmutter unseren Vater anschrie, fuhr mein Bruder dann fort, bei seinem letzten Besuch in meiner Wohnung, es ging damals um ebenjenen Onkel, den vor langer Zeit gefallenen Bruder ihres gerade verstorbenen Mannes, und wenn er die Geräusche und den Geruch, die er damals wahrnahm durch den Spalt der angelehnten Tür zu ihrem Schlafzimmer, heute interpretieren müsste, würde er, wie er sagte, vermuten, dass unser Vater seine Mutter damals nur unter Aufwendung all seiner körperlichen Kraft daran hindern konnte, die alten Feldpostbriefe ihrer nie wahr gewordenen Jugendliebe zu verbrennen, jene Briefe, die ich viele Jahre später zwischen alten Rechnungen und Krankenkassenbelegen fand, und während unser Vater beruhigend auf sie einflüsterte, habe sie gebrüllt, dass das doch in Wahrheit alles nur und nichts weiter als Scheiße gewesen sei mit diesem Russland, nicht mehr und nicht weniger, und all die Wörter, die man sich ausgedacht hätte, um zu beschreiben, was in solchen Situationen passierte, im Feld, Vorstoß, Frontabschnitt, schwere Gefechte, Maschinengewehr, Kreuzfeuer, Flak, Sturmgeschütz, Panzerverband, Garderegiment, vermisst, gefallen, all das sei nur nutzloses Blendwerk, um darüber hinwegzutäuschen, dass sich Menschen, die Berufe gelernt hatten, Köpfe gestreichelt und Münder geküsst, gemeinsam auf eine Wiese begaben, um ihre Körper von verschieden großen, verschieden geformten Metallteilen in Stücke reißen zu lassen und danach gemeinsam zu verfaulen, bis sie nicht mehr von dem zu unterscheiden waren, was sich in dem Moment, als sie ihren letzten Gedanken dachten, Vaterland, Gott oder Mama, in ihrem Darm befand. Diese Geschichte zeige doch ganz deutlich, wie mein Bruder nach einem tiefen Zug an seiner Zigarette anhob, dass unsere Sprache vor allem dazu da ist, um uns zu trösten und um die Leere zu füllen, die sich in uns ausbreitet, wenn wir merken, wir haben keine Ahnung, warum geschieht, was geschieht. *Therefore, I will, if you don't mind, switch to English now,* sagte er dann in seinem breiten Amerikanisch, *that is, American, because it seems crazy to discuss all this meaning business in a language that never meant much to my mother, or to my whole existence, as far as social exchange is concerned, or cool, calm contemplation, even all by myself, sometimes, I felt that whatever I said or thought, in one of the two languages at my command, was thought or said in the wrong one, regardless of which I happened to use, and I don't know if it has something to do with the one having once been the voice of the victors, and the other the tempting call of eternal darkness, I tried as hard as I could to tame my erratic thoughts, I wanted to equalize the two different sounds, put them next to each other as logically, aesthetically, and morally equivalent perspectives on all of this here around me, now and forever, but then my German father left, and my American mother died, and I will never forget how this little kid at her funeral, the son of a friend of a friend, started playing with the shovel that was used to throw soil on the coffin down there in the hole, just as it was my turn to do so, I was slowly approaching the dark metal bucket with earth when the kid raced there and took the tool and ran away, and I stood there, waiting for permission to send off my mom, and the rain slowly picked up.* Ich weiß nicht, warum es erst jetzt passierte, aber mit einem Mal stellte ich fest, dass ich fror, und ich erinnere mich noch, was ich sah, als mir das bewusst wurde, eine seltsame Kombination von Einzeleindrücken, das Eis auf dem Glas des offen stehenden Fensters, dahinter die schwarze Winternacht, die flimmernde Hitze über den Lüftungsschlitzen der Gasheizung, die feinen Aschestückchen auf dem anthrazitgrauen Sofa aus Alcantara, der dampfende Atem meines zornigen Bruders. Und ebenso plötzlich, wie mich damals die Kälte erreichte, kommt mir heute wieder jener Tag im darauffolgenden Herbst in den Sinn, einige Monate nach unserem letzten Telefonat, als ich mich auf einer Wanderung oberhalb der Stadt Biel befand, im Jura, unweit eines kleinen Ortes mit dem Namen End der Welt. Es war früher Nachmittag, und ich dachte, hier muss ein furchtbarer Sturm gewütet haben, als ich an einen Hang kam, auf dem nur vereinzelt noch mächtige Fichten standen, mit großen Lücken dazwischen, durch die man den Himmel sah oder den Hang und die unzähligen darauf liegenden umgestürzten Stämme, und ich spüre noch heute, wenn ich die Augen schließe, den leichten Schwindel, den ich empfand, als ich bergauf sah und versuchte, die Entfernung zum Kamm zu schätzen, der gar kein Kamm war, eine Kuppe eher, die Steigung verlor sich, wie das in Mittelgebirgen so ist, irgendwo in einer Hochebene, und ich hob meinen Kopf, um zum Himmel zu sehen, und in dem Moment gab der Waldboden unter meinen Fersen ein wenig nach, also machte ich einen Schritt nach hinten, bergab, Wasser spritzte an meinen linken Unterschenkel, und der rechte Bergschuh steckte im Schlamm, und als ich wieder sicher stand und den Blick von den Wurzeln und Pfützen zu meinen Füßen erneut nach oben richten konnte, durch die in regelmäßigen Abständen einsam stehenden Bäume, merkte ich, dass die Stämme allesamt sauber knapp oberhalb der Wurzeln abgesägt worden waren, von Menschenhand, und in dem Moment hatte ich die einerseits versöhnliche, andererseits hoffnungslose Ahnung, dass alles, was hier jemals geschehen ist und geschieht, Winde, Wanderer und Kettensägen, im Grunde nur Ausläufer sind des einen einzigen Sturmes, der vor langer Zeit einmal wehte und der damals auch diesen Planeten schuf, die Erde, das Gas, das Licht, die Schwerkraft, die Zeit, diese schiefe, unregelmäßig bewaldete Ebene, von der seit

Milliarden Jahren ein Leben nach dem anderen herunterfällt. Ich weiß noch, dass ich tiefe Dankbarkeit spürte für die saubere Luft und den Blick auf den See, die Petersinsel, das Mittelland und irgendwo ganz weit hinten im Dunst die Alpenkette, Eiger, Mönch, Jungfrau. Die Herbstsonne strahlte. Ich lief weiter über das schräge Hochland und dann in eine Schlucht, die bergab führte, und die plötzliche Dunkelheit, die Feuchtigkeit, die Gischt des hier mehrere Felsstufen hinabstürzenden Twannbaches perlten an meiner guten Stimmung ab, der schlammige, glitschige Grund war für mich kein Problem, ich ging ohnehin langsam. Ein paar Freunde aus München hatten sich für den frühen Abend angekündigt, um mit mir meinen Geburtstag zu feiern, ich lebte damals noch nicht lange in der Schweiz, und als wir nach meiner Wanderung bei mir zu Hause Platz genommen und den Kaffee eingegossen hatten, klingelte mein Telefon. Meine Mutter war dran, und ich hörte sofort, dass sie weinte, und dann sagte sie, dein Bruder ist tot. Wir legten schnell wieder auf, ich ging zurück in die Küche und sagte meinen Freunden, dass ich sie sprechen müsse, und sie sahen mich an und wurden sofort still, dann standen wir im Gang und hielten uns in den Armen, dann spülten wir die Tassen ab, und später gingen wir raus. Wir spazierten wortlos zum See und saßen dann eine Weile am Ufer, und ich schämte mich, weil es mir unangebracht vorkam, nach der Nachricht vom Tod meines Bruders kein bisschen zu weinen, also verkrampfte ich mein Gesicht so lange, bis Tränen kamen und irgendwann sogar ein Schluchzen, und dann heulte ich laut auf, und in dem Moment gingen zwei kleine Jungen vorbei, und der eine sagte, schau mal, die Schwuchtel, und der andere lachte, und ich wünschte beiden von ganzem Herzen den Tod. Die für den späteren Abend geplante Party sagte ich nicht ab, aber alle, denen ich dort erzählte, dass mein Bruder heute gestorben sei, sahen mich entsetzt an und versuchten erst, mich zu trösten, und dann, als sie merkten, dass das nicht nötig war, oder möglich, holten sie sich noch ein Bier oder gingen kurz raus, eine rauchen, oder auf die Toilette. Meine drei Münchner Freunde saßen tapfer in meiner Nähe und schauten mich mit einer Mischung aus Fürsorge und Schrecken auffällig unauffällig an, wie ich ein Bier nach dem anderen trank und irgendwann dann trüben, mit Wasser gemischten Pastis. Bereits am nächsten Tag machte ich mich auf den Weg nach München zur Trauerfeier, die vier Tage später stattfinden sollte. Am Vorabend der Beerdigung wurde telefonisch festgelegt, dass ich mich um die Musik kümmern würde. Ich wählte drei Lieder, von denen ich nicht wusste, ob mein Bruder sie kannte, bei einem der Stücke hatte ich aber zumindest die Vermutung, und von der Beerdigung selber weiß ich nur noch, dass die Tatsache, dass unser Vater nicht anwesend war, von niemandem erwähnt wurde an diesem Tag, was das Ganze noch unwirklicher machte, und dass der Priester mir mehrmals zunicken musste, ehe ich meinen Blick vom Sarg losreißen und das Lied zum Auszug spielen konnte, und dass die Ex-Freundin meines Bruders laut aufheulte, als *I cover the waterfront* von Van Morrison und John Lee Hooker ertönte, während wir hinter dem Sarg in den obligatorischen Regen trotteten, und dass danach, als alles vorbei war und man wortlos vor dem Friedhof herumstand und darauf wartete, dass man zum Essen gehen könnte, mich meine Mutter zum ersten und einzigen Mal in meinem Leben aufforderte, eine Zigarette zu rauchen, los, mach schon, du brauchst das doch jetzt. Woran genau mein Bruder gestorben ist, haben wir nie erfahren, wir wussten nur, dass man auf der Intensivstation des Münchner Klinikums rechts der Isar seinen Speiseröhrenkrebs einigermaßen eingedämmt hatte, in mehreren, aufwendigen Operationen, bei denen ein Teil aus dem Darm herausgeschnitten und in die Speiseröhre eingesetzt wurde, was nach zwei jeweils ungefähr zwölfstündigen Eingriffen, nach deren Ende das transplantierte Gewebe leider wieder abgestoßen wurde, schließlich in einem weiteren, sechzehnstündigen Eingriff gelang, und wir wussten auch, dass er danach ziemlich schnell wieder zu rauchen angefangen hatte, und dann auch zu trinken, mit der Begründung, wenn er sich jetzt einschränkte und dann käme der Krebs zurück, wäre das ja auch irgendwie scheiße, ein Argument, dem niemand etwas entgegenzusetzen hatte, und angeblich wurde bei einer Nachsorgeuntersuchung dann zufällig ein Lungenkarzinom entdeckt, das er dann aber nicht mehr behandeln ließ. Wenn ich an meine Begegnungen mit ihm in verschiedenen medizinischen Einrichtungen zurückdenke, an meine Krankenhausbesuche, nachdem er nachts mit zerschlagenem Gesicht aufgefunden und irgendwo zur Ausnüchterung eingeliefert worden war, ist da immer zuerst ein breites, herzliches Lachen, das, wie ich vermute, echte Freude zeigte über gemeinsame Erinnerungen, vielleicht sah er in mir immer noch den kleinen, blonden Jungen hereinstapfen, altklug und vorlaut, ich jedenfalls sah in ihm eigentlich bis zuletzt den unwahrscheinlich starken und großen Mann, größer sogar als mein Vater, der einen hochheben und herumwirbeln konnte, und dann lachte ich auch und überreichte ihm ein paar Schachteln Benson & Hedges und Zeitschriften, und dann umarmten wir uns gewohnt fest, und ab dem Moment, in dem wir uns losließen, wanderten unsere Augen zum Boden, zur weißen Wand, zu den Fenstern, und wir sprachen, wenn wir sprachen, über nichts von Bedeutung, und statt zu sagen, ich liebe dich, bitte gib auf dich acht, oder, ich verachte dich, mach deinen Scheiß alleine, oder, irgendwie fühle ich nichts, wenn du in meiner Gegenwart bist, vielleicht ist es besser, wir sehen uns nie wieder und reden nie wieder miteinander, begutachteten wir milde lächelnd die Farbe des Himmels. Und vielleicht ist Höflichkeit die schlimmste aller möglichen Formen der Lüge, und vielleicht ist jede einzelne Lüge ein Rad in einer gigantischen Maschine zur Erzeugung von nichts, und wenn er mich weggejagt hätte, oder ich ihn beschimpft, zu Unrecht oder auch nicht, hätten wir wenigstens ein Gefühl gehabt, das uns miteinander verbunden hätte für immer. Das Manuskript, das ich neben seinem Bett fand, als ich kurz nach der Beerdigung in seine Wohnung ging, in der Absicht, einige persönliche Gegenstände, die mich künftig an ihn erinnern würden, vor dem anrückenden städtischen Räumungsunternehmen zu retten, enthielt neben listenartigen Lyrikexperimenten auch verschiedene Prosaskizzen und sonstige Texte, und ich muss gestehen, dass ich nicht sagen kann, ob es die brüchige, kaum leserliche Bleistiftschrift war, die bewirkte, dass sich mein Magen zusammenzog, oder die Vorgänge, die in ihr beschrieben wurden, die Trauer über den mir erst langsam bewusst werdenden Tod meines Bruders oder die Scham über das bald schon nicht mehr zu unterdrückende Bild eines schwer kranken, verlassenen Mannes, der in seinem Bett mit Stift und Papier in der Hand auf das Ende wartet. *I'm on a train, it is dark outside, I'm not sure whether it is too early for light or if we are under the Alps, and I read about a man on a ship missing home because the people around him all sing in a language that is not his. The people next to me on the left talk in Polish, on the right they speak an eastern Swiss mountain dialect, and from what I understand, one of them was just recently fired from her job working for a bishop. I keep saying to myself that it was a good idea to leave home and move to a place where my nationality is not exactly appreciated, because I personally do not appreciate the whole concept of nationality, I keep telling myself, and that my isolation and loneliness are an intrinsic part of my being, of any being, especially human, I just lack the ability to focus on social distractions, and that the notion of living abroad, far away from an actual home, at least provides an excuse for occasional sadness. It feels good to say, I miss home, because it implies that there is one, and though there is a name of a city listed under place of birth in my passport, and I know this city and have lived there longer than in any other city I've lived in, I know I can never go back there and stay, because I know I would soon find out that the proximity, or distance, to the hospital where I happened to have left my mother's womb many years ago is completely irrelevant to my sense of not knowing where I belong.* Neben solchen englischsprachigen Szenen auf einzelnen Blättern gab es auch einen über zweihundert Seiten starken Ausdruck verschieden langer Absätze in französischer Sprache mit einer merkwürdigen Nummerierung, selbst kurze, banale Passagen waren mit achtstelligen Kombinationen aus Buchstaben und Zahlen bezeichnet, wie Codes oder Aktenzeichen, und einige Stellen mit Textmarker hervorgehoben oder eingekreist, und daneben hatte mein Bruder handschriftlich eine deutsche Übersetzung angefügt, etwa: *Ein Informant erzählt, dass er 1987 in einem Vorort von Gent bei einer schwarzen Messe assistiert hat. Dort wurden Tiere geopfert. Man weidete sie aus und tötete sie anschließend. Die Teilnehmer tranken das Blut. / Die Priester waren unter ihren Umhängen nackt. Nach den Opfern Orgien. Eine Frau wird von einer Schlange oder einem Hund verletzt, der Satan darstellt. Danach wird die Frau geopfert.* Mir fiel wieder ein, wie mir mein Bruder im Bachwirt erzählt hatte von seiner schmerzhaften Lektüre der Verhörprotokolle aus dem Dutroux-Prozess, die er bei WikiLeaks heruntergeladen hatte, und als ich eine Seite aufblätterte, in der innerhalb einer einzigen, längeren Aussage mehrere kurze, scheinbar unzusammenhängende Textteile eingekreist worden waren, wusste ich, dass es genau das war, was ich las: *Der Junge bekam den Namen Ze Zo Ze Cee Zadfrack. / Fast jeden Tag: Fellatio und Cunnilingus. / Der Name wurde später in Paul geändert. / J'ai un copain en prison parce qu'il a été trop gentil avec une mineure. / Der Chef des COCOBEACH zieht sich im Verlauf des Abends vollständig aus. / Das Versteck wurde niemals gereinigt. / Medikamente: Haldol, Fruzepam, Mycolog, Neutacetim, Antibabypillen. / Manchmal war er unterwegs und ließ sie allein, manchmal für acht Tage. / Er kettete sie an. Beschwörungen in einer unbekannten Sprache.* Anschließend fand ich noch ein Fragment, das nicht richtig zum restlichen Material passte und das mir im ersten Moment obskur und verschlossen erschien, dann aber auf eine seltsame Art berührend: *Es ist ein altes Lied, verstehst du, du verstehst es nicht, weil es nur klingt in einer Sprache, die du nicht beherrschst, und weil es schützt vor einer Angst, die du nicht kennst, noch nicht, die Angst des Wanderers in der Nacht, wenn Tiere kommen, und in jeder Richtung drei Tage Sand, eine Angst wie die Sonne in einer Welt ohne Wolken. Und obwohl du das Lied nicht verstehst, versteht etwas in dir etwas in diesem Lied, vielleicht weil du es nicht verstehst, und weil du es leid bist, immer alles verstehen zu müssen, weil alle immer alles verstehen, zumindest behaupten sie das, und bei den ganz wenigen ganz großen und schlimmen Sachen, bei denen sie zugeben, dass so etwas wie Verständnis möglicherweise doch schwieriger werden könnte oder vielleicht sogar ganz unmöglich ist, auf ewig, da sagen sie dann: Ja klar, das kann niemand jemals verstehen, dass das unverständlich ist, ist völlig verständlich. Und du fragst dich, wann eigentlich das letzte Mal jemand eine Frage gestellt hat, ohne die Antwort zu kennen. Du hast dir also das Buch besorgt, das Buch, vor dem viele sich fürchten, mit dem stolzen, schwungvollen Zeichen darauf, die Welt, gemalt von einem allwissenden Kind. Du schlägst es auf. Und auch wenn die Wörter, die vor deinen Augen stehen, dir als einzelne vertraut erscheinen, bleibt das Gesetz, das sie verknüpft, verborgen. Und das Einzige, was an die Schönheit erinnert, von der man dir erzählte, sind die Lücken zwischen den Wörtern, Risse im Zeichenstrom, Ruhepausen im Stimmfluss, zum Atmen und Zweifeln, am Zweifeln zweifeln und dann doch wieder weiter zuhören, sanfte, gleichmäßige Schläge, ein geduldiges*

Herz. Du wolltest wissen, woher das kommt, dass man glaubt, etwas besser zu wissen als andere, oder besser zu ignorieren, besser zu hinterfragen, zu leugnen, kleinzumachen in der Hoffnung, zu sehen, was wirklich ist. Du wolltest wissen, wieso du glaubst, dass Vernunft heiliger ist als Glaube. Du wolltest hören, wie dieser Widerspruch klingt und seine endgültige Annahme, und du wolltest diese beiden Melodien übereinanderlegen und zu ihrem Klang einschlafen in Frieden. Und wieder aufwachen. Und einschlafen. Und aufwachen. Zuletzt stieß ich noch auf einige lose Zettel von anderer Farbe und kleinerem Format, zerknüllt und wieder glatt gestrichen und zwischen die letzten Seiten des eigentlichen Manuskriptes gelegt, ohne klare Zuordnung, geschrieben mit Kugelschreiber, und es dauerte einige Augenblicke, ehe ich die Schrift meines Bruders wiedererkannte, und noch einige mehr, ehe es mir gelang, sie zu entziffern. Ich konnte mich nicht erinnern, dass er je so undeutlich geschrieben hatte, möglicherweise war er beim Abfassen jener Sätze aber auch bereits in einer so schlechten körperlichen Verfassung, dass es ihm nicht mehr möglich war, auf die korrekte, vollständige Ausführung der einzelnen Buchstaben zu achten, auf die Abstände zwischen den Wörtern oder die Parallelität der Zeilen, und abgesehen von der persönlichen Komponente, die jede Handschrift immer auch hat, traf mich dieses letzte kurze Stück Text vom Sterbebett meines Bruders mit einer so überraschenden Wucht, dass ich mich nicht mehr erinnern kann, wie ich damals eigentlich seine Wohnung wieder verlassen habe, aber noch heute sehe ich, wenn ich an diesen Tag denke, die leere Kuhle in seiner Matratze vor mir, das zerknüllte Kissen und die weiße, kahle Wand, und wie sie begann, vor meinen offenen Augen zu verschwimmen: *Und dann waren wir endlich allein. Die beiden Schwestern waren gerade gegangen, eine hatte dich gewaschen, die andere die Plazenta, die jetzt in einem Aluminiumbecken lag, leuchtend rosa und fremd, so wie du, in meinen zitternden Armen. Ich habe dir damals nichts von Gott erzählt oder von der Sonne, von der Fortpflanzung oder vom Holocaust, du warst ja erst ganz frisch draußen, und ich wollte dich nicht überfordern, wollte dir Zeit geben, einiges würde ich dir später erklären, anderes würdest du von anderen erfahren, manches hoffentlich nie. Ich weiß noch, dass ich anfing, zu singen. Was ich gesungen habe, weiß ich nicht mehr genau, als Erstes fällt mir dieses Schlaflied ein,* Guten Abend, gute Nacht, *aber ich glaube nicht, dass es das war, ein Schlaflied zur Begrüßung im Leben kommt mir jetzt, im Nachhinein, doch etwas unangebracht vor, vielleicht sang ich ja* So ein Tag, so wunderschön wie heute. *Deine Mutter lag noch im Aufwachraum, es würde etwa eine halbe Stunde dauern, bis die Wirkung der Narkose abgeklungen wäre, und ich stand mit dir im Arm am Fenster, im Geburtszimmer des Krankenhauses und blickte hinaus in die Wolken. Und ich sagte dir, alles wird gut. Und dass deine Mutter gleich kommt. Und dass ich bei dir bin.*

Und dass das da draußen Regen heißt und Wasser ist, dass es fällt, von oben nach unten. Was aus Lisha und ihrem Kind geworden ist, habe ich nie in Erfahrung bringen können, es gab keinerlei Möglichkeit, mit ihr Kontakt aufzunehmen, niemand aus dem Freundeskreis meines Bruders oder unserer Familie wusste mehr als ihren Vornamen, und ich war mir nach einiger Zeit unsicher, ob ich hoffen sollte, es hätte sie nie gegeben, oder nicht so gegeben, wie mein Bruder von ihr gesprochen hatte, als harmonische, gegenseitige Liebe voller Vorfreude auf das gemeinsame Kind, und ich weiß nicht, was schmerzhafter ist, die Erkenntnis, von einer Prostituierten ausgenutzt worden zu sein, oder zu merken, dass man in Wahrheit zu krank ist für das nun endlich bereitliegende Glück. Etwas mehr als ein Jahr nachdem mein Bruder begraben worden war, besuchte ich meinen Vater, der natürlich auch der Vater meines Bruders war, in dem Viertel, in dem wir beide aufgewachsen sind, mein Bruder und ich, nacheinander, zwischen den endlosen Reihen von Reihenhäusern aus den Sechzigerjahren, unregelmäßig unterbrochen von unbebauten Fichtenparzellen, Resten des Waldes, der dem Stadtteil seinen Namen gegeben hat, und auf einigen dieser Waldreste halb verfallene Imitationen bayerischer Bauernhäuser aus den Dreißigerjahren des letzten Jahrhunderts, als Waldtrudering nach München eingemeindet worden war, und wenn mein Bruder heute noch manchmal in meinem Kopf von Gewalt spricht, von Tod und Erlösung, muss ich nicht nur an den Wald am Ende der Straße denken, sondern auch daran, dass ganz in der Nähe Heinrich Himmler früher eine kleine Hühnerfarm besaß und dass sein Vater am selben Gymnasium Altgriechisch unterrichtete, an dem es mein Bruder ein paar Jahrzehnte später lernte, ehe er es wieder vergaß. Auf dem Weg von der Bushaltestelle zum Haus meines Vaters bemerkte ich, dass das mit Moos überwachsene Steinschild an unserer ehemaligen Schule, das ich erst lange nach dem Abitur zum ersten Mal entdeckt hatte und auf dem in Fraktur Ostmarkschule stand, entfernt worden war. Die Schule lag in der Turnerstraße, weswegen alle sie immer nur Turnerschule nannten, und ihr Sportplatz reichte bis auf die andere Straßenseite unseres damaligen Wohnhauses, und mir fiel wieder ein, dass mein Bruder dort früher angeblich regelmäßig über den Zaun geklettert war und sich durch das Birkenwäldchen und die Haselnussbüsche geschlagen hatte, um sich den Umweg zu sparen, einmal um den Block, zum Haupteingang, und wie ich mir das später gerne vorgestellt hatte, am Küchenfenster, den Blick auf das dichte Buschwerk hinter dem Zaun gerichtet, ungeduldig darauf wartend, dass ich endlich alt genug wurde für jene Schule, die er damals schon lange verlassen hatte. Das letzte Treffen mit unserem Vater war ein paar Jahre her, aber seit Kurzem wohnte er wieder in der Gegend, in einem der Reihenhäuser aus den Sechzigerjahren des vorigen Jahrhunderts. Es war zwei Monate nach dem ersten Todestag meines Bruders, kurz nach Weihnachten, und ich wollte unseren Vater fragen, wieso er damals nicht auf der Beerdigung war. Es lag Schnee oder so etwas, das typische, schnell geschmolzene Vorstadtgemisch aus Rollsplitt und Matsch, weich getreten und dann wieder festgefroren, es war noch einmal überraschend kalt geworden, und wir spazierten nebeneinander über den unberechenbaren Untergrund bis in den Wald, der dann tatsächlich nach etwa einem Kilometer begann, und wir hatten beide lange, dunkle Mäntel an und die Hände in schwarzen Lederhandschuhen hinter dem Rücken verschränkt, ich ziehe mich meistens ein wenig seriöser an, wenn ich meinen Vater treffe, und er sagte Dinge wie, schön, dass du da bist, frohe Weihnachten, und, ui, ist das kalt. Der gefrorene Schneematsch knirschte unter unseren Füßen, ab und zu mussten wir das Tempo verlangsamen, um nicht auszurutschen, einmal hielt sich mein Vater sogar an meinem Arm fest, was mir ein wenig lächerlich vorkam, ich hatte gleich das Gefühl, dass er es nur tat, um mir zu schmeicheln, zum einen hätte ich sowieso nicht genug Kraft, ihn zu halten, sollte er fallen, und zum anderen fällt er auch niemals hin, ich jedenfalls habe ihn noch nie fallen gesehen, ich kann es mir nicht einmal vorstellen, aber ich weiß noch, dass ich, als ich neben unserem Vater so durch den Wald ging, geradezu besoffen war von einer plötzlichen Loyalität zu meinem toten Bruder, der auch der Umstand nichts anhaben konnte, dass ich mich nicht gerade verausgabt hatte beim Versuch, mit ihm in Kontakt zu bleiben oder mich hin und wieder nach seinem Gesundheitszustand zu erkundigen, hier und jetzt war ich jedenfalls wie berauscht von einem als zutiefst gerecht empfundenen Zorn auf unseren Vater, und die unerhörte Tatsache, ihm gegenüber überhaupt Zorn empfinden zu können, verstärkte dessen unerhörte Gerechtigkeit, die wiederum den Zorn verstärkte, eine Art Rückkopplung des Staunens über ein völlig neues Feld im nicht gerade bunten Spektrum meiner Emotionalität, und irgendwann nahm ich mir ein Herz und blieb zwischen den bereits schneefreien Fichten stehen und sagte mit fester Stimme, Papa, wieso warst du nicht auf der Beerdigung? Und er sagte, ich hatte kein Geld, und dann weinte er kurz, nahm seine Brille ab, putzte sie, setzte sie wieder auf, und wir gingen weiter, und das war es dann schon, sofort war mein Zorn verflogen und im nächsten Moment jede Erinnerung daran, ich verzieh ihm umgehend und vollumfänglich, weil kein Geld ja ein logischer Grund ist, um nicht von Shanghai, wo mein Vater lebte, als mein Bruder starb, nach Hause zu fliegen, das war für mich vollkommen klar, also tat ich, was ich schon immer am besten konnte, wenn es kompliziert wurde, ich verstand meine Umwelt, verzieh ihr und labte mich an meiner Großzügigkeit. Erst später fiel mir dann noch ein möglicher anderer Grund dafür ein, dass unser Vater der Trauerfeier ferngeblieben war, offenbar verlor das Geld-Argument langsam an Überzeugungskraft in meinem Unterbewusstsein, und stattdessen setzte sich nach und nach jene andere große Entschuldigung durch, die man im Prinzip jedem Europäer des Geburtsjahrgangs 1934 gewähren könnte, wenn sie nicht genau dadurch, dass sie für alle gilt, keine rechte Kraft mehr hätte, am wenigsten natürlich für die Einwohner jenes Landes in der Mitte des Kontinents, deren Eltern das Zerstören und Töten, das später auch die eigenen Kinder traumatisierte, ja überhaupt erst in Gang gesetzt hatten, durch offene Zustimmung oder mangelnden Widerstand, aber um mir selbst zu erklären, allein und im Stillen, wieso es meinem Vater nicht möglich war, zur Beerdigung meines Bruders zu kommen, warum es keine Möglichkeit für ihn gab, an einem Grab zu stehen und seinen vom Alkohol und vom Krebs dezimierten, allein in seiner Sozialwohnung aufgefundenen Sohn in eine Holzkiste gebettet der Erde zu übergeben, reicht es vollkommen, anzunehmen, dass sein Gehirn für einen solchen Fall keine Handlungsanweisungen konstruieren konnte, dass es darauf schlicht nicht vorbereitet war, ebenso wenig wie ein neunjähriger Junge in Hamburg auf einen Feuersturm. Und natürlich gibt es Momente, in denen es mir etwas voreilig vorkommt, dass ich ihm damals verzieh, feige sogar, aber dann frage ich mich, ob man, um feige zu sein, nicht Angst haben müsste, und dann spüre ich deutlich, dass es das nicht ist, es ist nicht so, dass ich Dinge nicht sagen würde aus Angst, mein Vater könnte mich anbrüllen, oder schlagen, Derartiges hat er nie getan, es ist eher so, dass ich schlicht keine Sprache habe für Unterhaltungen mit ihm, in denen wir nicht einer Meinung sind, mein Vokabular ist nicht dafür geeignet, ihm zu widersprechen, vielleicht ist es auch meine Grammatik, Sätze wie *ich hätte mir gewünscht, du wärst bei mir gewesen am Grab meines Bruders* kann ich nicht bilden, wenn ich ihm gegenüberstehe, nicht weil ich Angst habe, sondern weil der Grund für solche Sätze, das Gefühl, das sie bezeichnen, sofort verschwindet, wenn es von meinem Vater nicht geteilt wird, und ich fühle genau, was er fühlt, noch ehe ich beginne, zu sprechen. Es gibt aber auch Momente, in denen etwas in mir zieht oder sticht, wenn ich an unseren Vater denke, oder auf eine andere Art und Weise nicht mehr zu stimmen scheint, solche Momente sind meistens eingebettet in eine Phase längeren inneren Schweigens, was selten vorkommt, aber manchmal dann eben doch, im Halbschlaf, morgens um zwanzig nach drei, im Spätwinter, wenn ich denke, ich trinke kurz einen Schluck Wasser und lege mich dann wieder hin, aber sobald ich das geleerte Wasserglas abstelle, spüre, dass ich die nächsten achtzehn, zwanzig Stunden ganz sicher nicht schlafen werde, und dann stehe ich am Küchenfenster oder im Wohnzimmer und sehe, dass weder die kahle Blutbuche im Hof noch der schwarze Himmel über dem Autobahnzubringer in absehbarer Zeit rot werden, und ich spüre ein flaues Gefühl im Magen oder einen Druck auf der Brust, plötzlich, ohne jede Ankündigung und ohne einen Bezug zu dem, was ich gerade tue oder denke, natürlich, ich tue und denke ja nichts, meine Sprache ist noch nicht verfügbar, um die von allen Seiten über mich hereinbrechende Welt einzufangen, zu zerteilen und zu beherrschen, und dann kommt es vor, dass sich die Finger meiner rechten Hand plötzlich zur Faust ballen, und ich spüre, wie die Muskeln in meinem Arm kontrahieren, erst der Unterarm, dann der Oberarm, dann die Schulter, schließlich die Brust, und dann zittere ich, und mein Herz rast, und dann denke ich, dass es vielleicht gut wäre, meine Faust in der Wand zu versenken, oder die Wand in meinem Gesicht. Es war am Abend nach jenem Besuch bei meinem Vater, ich saß in der S-Bahn und fuhr vom Münchner Osten zurück in die Innenstadt, als mir wieder die Nachricht einfiel, die mich damals auf Helgoland erreichte, kurz nachdem mein Bruder und ich unser letztes Telefonat beendet hatten, und deren letzten Absatz ich später wieder und wieder gelesen hatte, an dem rätselhaft leisen und dunklen, nebligen Bieler Morgen, der auf die Nacht gefolgt war, in der ich vergeblich versucht hatte, mit Freunden meinen Geburtstag zu feiern. Am Ende dieser Nachricht formulierte mein Bruder sinngemäß, dass er manchmal das Gefühl gehabt habe, als wären die Worte, die Vorstellungen und Bilder, die Pläne, Überzeugungen und Prinzipien und auch das Konkrete, was Menschen so machten, die Kleider, Werkzeuge und Einrichtungsgegenstände, die Häuser, die Straßen, die Zäune, Grenzbefestigungen, Mauern, Kanäle, Linien auf Landkarten oder Papier, die Buchstaben darauf oder die Noten, Gedichte, Lieder, Sinfonien, ja die Gesamtheit der menschlichen Kultur nur eine Reihe konzentrisch angelegter Schutzwälle um ein schreckliches Geheimnis, dessen Entdeckung einst den Beginn der Menschheit markierte, die Abspaltung des Menschen vom Affen und damit von der Natur, die Vertreibung aus dem Paradies, wenn man so will, und deswegen sei für alle, die dieses Geheimnis kennen, der Umgang mit Kindern so etwas Wichtiges, kleinere, gutgläubige Wesen, ahnungslos, aber voller Hoffnung, Menschen, denen die Großen die immer gleichen Geschichten erzählen können, vom Guten, von der Liebe, vom Glück, in der Hoffnung, durch ausreichende Wiederholung eines Tages selbst wieder daran zu glauben, das sei die letzte, einzige, edle Aufgabe eines Erwachsenen, einem Kind zu erzählen, dass alles gut werde, wenn es dann groß ist eines Tages, und dass man bis dahin bei ihm sei und es beschütze, komme, was wolle, und dass es also überhaupt keinen Grund gebe, Angst zu haben, vor nichts und niemandem auf der Welt. Die frühe Winterdämmerung und die Lichter des Münchner Ostbahnhofs setzten sich langsam wieder in Bewegung, und die kahlen, braungrünen Gräser an der Böschung des Bahndamms unter den bereits erleuchteten Fenstern der Wohnungen und Büros wuchsen höher und höher, und dann schoss auch die graue Mauer plötzlich nach oben, und im nächsten Moment sah ich auf einem mit kaltem Neon beleuchteten Plakat eine Frau, einen Mann, ein Kind und daneben das Wort Glück in Großbuchstaben, und dann krachten wir in den Tunnel, ins Schwarz, und als ich gar nichts mehr sehen konnte außer meinem eigenen, dummen Gesicht, spürte ich plötzlich den Drang, die Scheibe, in der es sich spiegelte, einzuschlagen. Ich fragte mich wieder einmal, ob es denn wirklich so gut sei, dass Menschen sich fortpflanzten, angesichts all des Leids, das sie verursachten, und ob man, wenn man meinem Bruder folgt in der Annahme, dass jede Handlung, egal ob sie gut oder schlecht ist, sich auf richtig oder falsch verstandene Sorge um Nachkommen zurückführen lässt, dann nicht vielleicht besser das Konzept der Nachkommenschaft grundsätzlich hinterfragen sollte, aber ich war mir nicht sicher, ob das zu weniger schlechten Handlungen führen würde oder einfach nur zu einer schrittweisen Aufhebung aller Bewertungsmaßstäbe. Und dann dachte ich, dass vielleicht das neue, das zweite Geheimnis ist, dass es in Wahrheit gar kein Geheimnis gibt, und dass das erste Geheimnis, das Wissen um die eigene Sterblichkeit, vielleicht doch gar keine genuin menschliche Eigenschaft ist, sondern dass alle Tiere genauso schlau sind wie wir, nur dass sich ihre Angst vor dem Tod nicht im Suff, im Roman oder sonst einem Exzess ausdrückt, sondern ausschließlich in ihren Instinkten. Und dann fiel mir plötzlich wieder ein, was mein Bruder und ich damals gemacht hatten, oder machen wollten, nachdem wir den Bachwirt verlassen hatten und Arm in Arm über den Alten Südfriedhof getorkelt waren, wir wollten essen, im Lamm's, wo es die ganze Nacht Schweinshaxe und Rahmschwammerl gab, aber vermutlich verwechselten wir die Treppen zu der berühmten Kellergaststätte am Sendlinger Tor mit denen zur U-Bahn, die offenbar gerade wieder fuhr, und dann stiegen wir wohl in die erste ein, die hielt, ich weiß heute, dass es eine U6 gewesen sein muss, und ich denke, dass wir dann höchstwahrscheinlich eingeschlafen sind, sein Kopf auf meiner Schulter, zwischen müden und ernsten Leuten, die zur Arbeit fuhren und die gerne noch ein wenig länger geblieben wären in der Nacht, in die wir gerade gesunken waren, während helle, bunte Bahnhöfe an uns vorbeizogen, Menschen herein- und hinausspülten, mit für uns uneinsehbaren Terminen und Plänen, anderen Leben, eine friedliche Brandung an den Rändern unseres Schlafs. Und wenn ich mich konzentriere, kommen plötzlich doch auch ein paar Bilder zurück, oder eher Wörter, Erdarbeiten, Abtransport, frischer Aushub, nass, Gras, eine geheime Betontür hinter einem Vorratsregal, sowie Namen von Orten, Substanzen und Menschen, Nihoul, Weinstein, Barbiturate und Charleroi, und dann kleine Steine auf dem staubigen Boden vor der U-Bahn-Tür und die künstliche Holzmaserung im Einstiegsbereich und dann aus dem Nichts das Wort Suizid. Von wegen Autonomie, hatte mein Bruder gesagt, das müsse man, wenn man es ernst meine, zu Ende denken, überpersönlich, und wo wäre die Würde eines Atomkrieges, nur weil es geht, weil man sieht, dass es möglich ist, eine bestimmte Logik zu verlassen, wie das Kind, das eine Tasse zerbricht, weil es zeigen will, dass Dinge, die man nicht festhält, fallen. Irgendwo zwischen Alte Heide und Freimann muss es gewesen sein, wo der Zug plötzlich den Tunnel verließ und in die gleißende Wintermorgensonne über der tief verschneiten Stadt brach, und mit einem Mal saßen wir kerzengerade, und mein Bruder sagte, dass seine glücklichste Zeit die gewesen sei, als er diese kleine Wohnung in Nordschwabing hatte, mit Blick auf die Ausfallstraße, die Bahngleise und die grauen Wohnblöcke dahinter, und die Tatsache, dass sich, wenn er am Fenster stand, von den perfekt gestutzten Büschen und Bäumen zwischen Straße und Bahndamm abgesehen nur Menschengemachtes in seinem Blickfeld befand, sei ihm immer ein Trost gewesen, vor allem in solchen Momenten, in denen ihm unklar war, was er mit seinen Tagen anfangen könnte, die erst gar nicht zu enden schienen und dann so schnell so weit weg waren, als hätte er sie nie erlebt. Die Natur lasse ihn kalt, oder beeindrucke ihn wenigstens nicht über die Maßen, erklärte er, ihre Schönheit sei absichtslos und perfekt, und daher keine Kunst, sondern eben nur und nichts weiter als Schönheit, der Inbegriff des Begriffs, und ebenso trivial und folgenlos wie ihre Grünheit, ihre Unberührtheit oder ihre Natürlichkeit, die

Schönheit der Natur ist eine Tautologie, kleiner Bruder, verstehst du das, sagte er mit eindringlicher Stimme, sie gab es immer und wird es auch lange nach den Menschen noch geben, oder eher wieder, aber egal, Humanisten haben die Pflicht, woanders nach Schönem zu suchen, fügte er an, und dann, nachdenklicher, das heißt, eigentlich müssen sie gar nichts suchen, eigentlich reicht es schon, wenn sie ein einziges Mal ihre Augen aufmachen und auf das draufhalten würden, was da genau vor ihnen herumliegt, Bruder, er sprach nun unangenehm laut, und ich weiß noch, wie ich zusammenzuckte, weil er das Adjektiv vor unserem Verwandtschaftsverhältnis weggelassen hatte, einen Satz vorher war ich noch kleiner gewesen und damit weniger zurechnungsfähig, unschuldig und erhaben über Kritik. Kannst du dir vorstellen, wie viele Nächte ich an meinem Fenster verbracht und dem verlassenen Asphalt unten zugelächelt habe, glatt und eben und plan und mit perfekten Bremseigenschaften für Gummireifen lag er da und sagte nichts, und sein Grau schimmerte gelb im Schein der Laternen, und in der Mitte des Bandes, das er bildete, quer durch mein Blickfeld hindurch, verlief eine weiße Linie, die ihn teilte, ohne ihn zu verletzen, sie schnitt ihn entzwei, ohne seine absolut glatte, wasser- und luftundurchlässige Oberfläche auch nur anzuritzen, ohne die Arbeit der Menschen und der Maschinen gering zu schätzen, die ihn gemacht hatten und die von Menschen und Maschinen gemacht worden waren, die von anderen

Menschen gemacht oder gezeugt und zur Welt gebracht und erzogen worden waren, hier wird eine Welt auf einer Welt errichtet, eine unendliche auf einer sehr überschaubaren, ohne dabei die Leistung eines der beteiligten Systeme in irgendeiner Weise zu schmälern, dachte ich, sagte mein Bruder, und in der Behutsamkeit und der Rücksicht der standardmäßigen Fahrbahnmarkierung auf der Kraftstraße vor mir entdeckte ich plötzlich, welche Macht Schrift hat, Linien auf Flächen, und Punkte, und das, wofür sie stehen, Sprache, und die Spezies, die eine besitzt. Es ist möglich, ein Asphaltband zu zerteilen in zwei verfeindete Welten, inkommensurabel und für immer getrennt durch einen einzelnen Strich, an dem ein einzelnes Wort hängt, Gegenverkehr, und an dem Wort hängt ein Gesetz zum Schutz aller Angehörigen dieser Spezies, derer, die Striche auf Straßen malen, und derer, die die Gesetze machen, und sie alle sagen, hier soll niemand sterben, auf diesem Stück Teer hier vor meinem Fenster, und auch nirgendwo sonst, seid bitte vorsichtig, passt auf euch auf, hört ihr, so und so sind die Regeln, sie sind gut, hört sie euch an, bitte, und wenn alle mitmachen, werden weniger von uns zerschmettert oder zerquetscht werden vom Blech und von der Eile der anderen, von ihrer Unachtsamkeit, ihrer Einsamkeit, ihrer mangelnden Fantasie. Es war, wie mein Bruder bekannte, die spürbare Anwesenheit der Straßenverkehrsordnung, genau dort, vor seinem Fenster, selbst in der schwärzesten Nacht, die ihn mehr als einmal aus seiner in Verzweiflung kippenden Lethargie rettete und die ihm das beruhigende Gefühl gab, niemals allein zu sein, auch wenn kein einziges Auto zu sehen war und kein einziger Passant, und wenn er sich den von der Fahrbahnmarkierung, der Bordsteinnormierung, den Fußgängerampeln und Verkehrszeichen ausgehenden Trost vergegenwärtigte, erwachten plötzlich auch zahlreiche andere Dinge zum Leben, die gestutzten Buschflächen am Bahndamm, die akkurat geschnittenen Bäume, aus deren Kronen alles Morsche entfernt worden war, gemäß anderen Verordnungen, die das Überleben des Homo sapiens ebenfalls über alles stellten, und gleich dahinter die Gesundheit und Biodiversität der städtischen Vegetation, aber auch schwerer zu entdeckende Gesten, die Erdungskabel der Straßenlaternen, die Brandschutztüren der Wohnblocks, die Isolierungen der Oberleitungen, das, was in ihnen floss, woher es kam, wer wo in wessen Auftrag etwas spaltete oder verbrannte, dieser nie abreißende Strom menschlicher Handlungen genau vor ihm, lange vergangen oder eben erst ausgeführt. Allein die Erinnerung an seine Gedanken am Fenster über der Straße, damals bei Nacht erfülle ihn noch immer mit tiefer Rührung, wie er sagte, und ich bin mir nicht sicher, ob ich ihn vorher oder nachher noch mal das Wort Rührung verwenden hörte, und natürlich machten irgendwo irgendwelche Arschlöcher ungerechtfertigte Milliarden, fuhr er fort, aber Milliarden anderer taten das nicht, erledigten stattdessen ihre Aufgaben in diesem gewaltigen Ameisenstaat, der wir sind, dann hielt er kurz inne, und sein Blick verlor die gerade gewonnene Wärme, und sein Ton wurde wieder etwas rauer, oder soll ich Termiten sagen, oder Metastasen, und damit wären wir beim eigentlichen, einzigen Problem, das wir haben, sagte er dann, der wahre Tumor ist der Zynismus, der die Fähigkeit frisst, einen kühlen Schluck sauberes Wasser aus der Leitung morgens um drei in einem ehemaligen Malariagebiet für eine Errungenschaft zu halten, wir sind erstarrt in einer Pose der Kritik, also alle, die bis drei denken können und schon mal ein Geschichtsbuch in der Hand hatten oder eine Nachrichtensendung gesehen haben, wir sind leere Denkmäler geworden, stumm mahnende Erinnerungen an Zeiten, die es nie gab und die niemals kommen werden, ich glaube, sagte er, wir leben in der Fiktion, dass wir die Welt sofort retten könnten, wenn wir alleine wären, mit uns selbst, unserer Familie, unseren Freunden, oder unserer Rasse, das Problem sind immer irgendwelche anderen, denken wir, aber das ist der älteste, dümmste Scheißdreck, der jemals gedacht worden ist, und oft genug leider auch gemacht, und ich bin der Erste, der über den Holocaust weint vor Unglauben und Scham, aber eben auch der Erste, der vor Glück weint und Staunen, dass sich diese Spezies danach noch einmal eine Chance gegeben hat, und dann stand er auf und trat auf den Gang und ging schwankend zur Tür, blieb hinter der Glasscheibe zwischen Sitzbank und Eingangsbereich stehen, hielt sich mit beiden Händen an der oberen Stange fest und starrte mich durch die Scheibe an, und dann sagte er mit lauter Stimme, dass er einmal so lange am Fenster gestanden habe, bis in den schmalen Schluchten zwischen den Wohnblocks auf der anderen Seite des Bahndamms ein schwaches Rot schimmerte, und unten donnerten die ersten Lastwagen vorbei, und in dem Moment, in dem die riesige glatte Wand über dem Ganzen von Schwarz zu Dunkelblau wechselte, wurde ganz klar ein Sprung gemacht, wie er sagte, kein langsamer Übergang, sondern ein weiterer Schritt auf dem ewigen Lauf zur Vervollkommnung unserer Art, und irgendwann wurden die von der weißen Linie geteilten Ströme in entgegengesetzten Richtungen dichter, die Lichter darin weniger grell und die Formen der einzelnen Fahrzeuge immer klarer erkennbar, immer ähnlicher, nur ihre Farben immer verschiedener, dabei serienmäßig mit Airbag und ABS, und die Insassen geimpft gegen Masern und Hepatitis, und währenddessen waren die Sozialsysteme permanent angespannt, weil eben auch permanent Sozialleistungen erbracht wurden, und dann habe er Musik angestellt, und in dem Moment, als die Sonne dann endgültig hervorkam, fuhr unten der Laster einer Supermarktkette vorbei, und ein Sonnenstrahl beleuchtete den kristallklaren Wassertropfen auf dem riesigen Foto einer blutroten Tomate auf dem Anhänger, und seine Augen wurden feucht, es war ja auch alles plötzlich so hell, und dahinter donnerte eine voll besetzte U-Bahn vorbei, die hier über der Erde fuhr, und es war überhaupt nicht schlimm, dass es schwerfiel, diese Ordnung da vor ihm, die sich immer auch in ihrem Überschrittenwerden manifestierte, göttlich zu nennen, mit einem Mal schien ihm auch das Wort menschlich unendlich erhabener, unschuldiger, kindlicher, man tut, was man kann, man scheitert, macht weiter, oder eben nicht, versucht dann vielleicht mal was anderes, oder auch noch mal das Gleiche, und irgendwann kommt dabei vielleicht was heraus, zum Beispiel der Mensch, der vor dreihundert Jahren die Musik geschrieben hatte, die sich jetzt in meinem Bruder als Schluchzen entlud, oder der Gott, für den sie geschrieben worden war und dessen Einzigartigkeit eben in seinem Menschsein bestand, und dann drückte mein Bruder seine Stirn an die Scheibe über der Sitzbank mir gegenüber, die Hände noch immer oben an der Stange, und erzählte, wie er an jenem Morgen dann voller Dankbarkeit seine Stirn an die Fensterscheibe gedrückt habe, um ihre Kühle zu spüren, ihre Wirklichkeit und die der Welt, und in genau dem Moment sah er unten, wie er sagte, etwas oberhalb des Stroms aus Zielen und Blech einen Mann und sein Kind bei den Recycling-Containern auf der anderen Seite der Kreuzung stehen, und er sah, wie der Mann sich langsam bückte, hinunter zur Tasche vor seinen Füßen, und sich dann wieder langsam aufrichtete, sich bückte und aufrichtete, bückte und aufrichtete, Metall zu Metall,

Glas zu Glas und schließlich Papier zu Papier, und die ganze Zeit hielt er dabei sein Kind mit der anderen Hand an der Hand. An dieses Kind musste ich auch kürzlich wieder denken, an den Mann neben ihm, und an das, was sie fallen ließen in die Container, in der Erzählung meines Bruders, als ich bei Aldi Altstetten am Kaffeeautomaten stand, vor einem Display mit sechzehn Millionen Farben, und virtuellen Kaffeebohnen dabei zusah, wie sie von oben nach unten riselten, groß, rund, braun, plastisch, gesund, fast konnte ich sie riechen, so nah und so langsam flogen sie über die obere Hälfte des Bildschirms, bis sie plötzlich Risse bekamen und in mehrere Stücke zersprangen, die wieder jedes in gleich viele kleinere Stücke zersprangen, mit denen allen das Gleiche geschah, wieder und wieder, gleichmäßig, langsam, harmonisch, ein Kontinuum des Zerfalls, und mir war zwar klar, dass hier irgendwie der Prozess des Kaffeemahlens evoziert werden sollte und damit vage vor allem verkaufsfördernde Konzepte wie Frische und vielleicht Tradition, aber mich erinnerten diese aufwendig animierten digitalen Bohnen dann doch wieder nur an die Vergänglichkeit unserer Kohlenstoffwelt, und ich fragte mich, wie mein Bruder wohl über diese Maschine gedachte hätte, über den Film, der abläuft, wenn sie arbeitet, ob er sie beschädigt hätte oder umgeworfen, und auch wenn ich ihn mir gerne dabei vorstelle, wie er Dinge tut, für die mir der Mut fehlt oder die Konsequenz, ist es, trotz seines Hangs zur Radikalität, wohl am wahrscheinlichsten, dass er einfach niemals bei Aldi einen Kaffee zum Mitnehmen gekauft hätte, egal wie fair gehandelt er ist oder wie günstig. Es ist dieser ihm eigene Wille, der es überhaupt erst erlaubt, einen Satz mit dem Wort niemals zu bilden, für den ich ihn, wie mir jetzt klar wird, schon immer bewundert habe, der Wille, auf niemand anderen als auf sich selbst zu hören und dabei entgegen allen äußeren Umständen den einmal eingeschlagenen Weg weiterzugehen, immer weiter, und sich dabei nicht abschrecken zu lassen von so kalten, rationalen Überlegungen wie der zum Verhältnis von Aufwand und Ertrag, sich im Gegenteil von den bereits vollzogenen Gesten der Hingabe an einen Menschen oder eine Idee immer tiefer hineinziehen zu lassen in einen oft nicht nur wirtschaftlich vollkommen aussichtslosen Kampf, einfach nur weil einem genau das richtig erscheint, oder schön, oder gut, und ich denke, dass es dieser Idealismus war, der ihn mir immer als Vorbild erscheinen ließ, und wahrscheinlich ist mir deswegen auch seine Erschütterung über den Absturz der Concorde seinerzeit so präsent geblieben, und sein Ärger über die Reaktion jenes Satire-Magazins, das ein Foto der Schneise aus Feuer, Trümmern und nicht mehr erkennbaren menschlichen Überresten in einem Pariser Vorort mit dem Werbeslogan einer Illustrierten als Bildunterschrift versah, *Schade, dass Sie nicht dabei waren*, und ich glaube, dass es im Zusammenhang mit dieser Katastrophe war, dass er mir von jenem kognitiven Fehlschluss erzählte, der nach dieser eleganten Maschine benannt worden ist, aber ich kann nicht mehr genau sagen, ob die Verbindung, die ich immer wieder spontan herstelle, zwischen der mit einem Flugzeugnamen bezeichneten Neigung zum Weiterverfolgen eines längst nicht mehr lohnenswerten Zieles und meiner Erinnerung an meinen Bruder von den unzähligen langen Gesprächen in verrauchten Kneipen kommt, von seiner Unbeugsamkeit angesichts der Möglichkeit eines Bieres oder meinen wiederholten, kümmerlichen Versuchen, mir darüber klar zu werden, was ich ihm bedeutet haben mag oder er mir, oder von meiner Unfähigkeit, aufzuhören, mir solche Fragen zu stellen, in unregelmäßigen Abständen, halbherzig nur, aus Angst vor dem Ausbleiben der Antwort und aus fehlender Konsequenz für eine echte, vollständige Verdrängung, die eine Art von Ruhe herstellen würde, oder daher, dass ich mir überhaupt Fragen stelle, darüber, wie man richtig lebt, und gut, und gerecht und wahrhaftig, und wie man dann, irgendwann, zu einem hoffentlich möglichst wenig unpassenden Zeitpunkt stirbt, und was von einem zurückbleibt, und wenn nichts, warum dann das Ganze. Ich erinnere mich noch genau an unsere Terrasse und die grüne Wiese in unserem Garten, wo ich spielte, als ich plötzlich hineingerufen wurde ins Haus, wo mir meine Mutter von der Explosion eines Kernkraftwerks erzählte in der Nähe eines Ortes mit dem Namen Tschernobyl, ich sah die Öffnung des Brandenburger Tors live im

Fernsehen, und ich erinnere mich noch gut an den Moment, als der zweite Turm getroffen wurde, damals, an einem sonnigen Tag im September, aber wo ich war, als die Concorde abstürzte, das habe ich vergessen. Ihr Absturz war kein historisches oder sonst wie entscheidendes Ereignis für mich, und dennoch ist mir dieses Bild geblieben, das Bild der brennenden Maschine, unmittelbar nach dem Start fing die linke Tragfläche Feuer, und die unübersehbare Tragik berührt mich noch heute, diese Perfidie der Physik, dass dieselbe Bewegung, die die Maschine in der Luft hielt, das Feuer immer weiter anfachte. Ich weiß nicht, was mein Bruder von der Welt wollte, ich weiß auch nicht, was ich von ihr will, oder was ich wollte, als ich anfing, mir seine Gedanken, oder das, was ich heute dafür halte, wieder ins Bewusstsein zu rufen. Ich weiß nur, dass ich jetzt, wenn ich mir die Worte wieder ansehe, die er mir hinterlassen hat, wenn ich höre, wie aus den sechsundzwanzig immer neu, immer anders angeordneten Zeichen diese vertraute, dunkle Stimme sich langsam erhebt in mir, dass ich dann eine Wärme spüre, deren genauen Ursprung ich nicht kenne, aber heute und hier ist es ausreichend für mich, sie mir als Reibung vorzustellen, an einem durch alle mich konstituierenden Teile hindurch reichenden Ort, wo sich verschiedenste um sein Bild kreisende Gefühle berühren, Sehnsucht, Ablehnung, Liebe, Schuld. Ehrlicherweise muss ich zugeben, dass auch Erleichterung dabei ist, darüber, einen anderen Weg eingeschlagen zu haben als er, oder in eine andere Richtung gezogen worden zu sein, getrieben oder gestoßen, ich weiß, wie nah unsere Bahnen beieinanderliegen, und ich weiß nicht, wie man das nennt, was den einen auf die eine führt und den anderen auf eine andere, Zufall vielleicht, oder Gott, oder was der Unterschied dazwischen ist, aber ich weiß, dass es Momente gab, in denen ich das Gefühl hatte, wir konnten einander Kraft geben, ebenso wie es Momente gab, in denen wir sie einander nahmen, und dann wieder ganz andere, in denen ich mein Herz vor seinen Tränen verschloss und vor seinem Schmerz, und am meisten tun mir heute diejenigen weh, in denen wir nüchtern waren und unser Schweigen langsam länger wurde, auf dem Rückweg von der Besichtigung einer Therapieeinrichtung für Suchtkranke im Münchner Umland zum Beispiel, wenn wir eine halbe Stunde vorher noch hoffnungsvoll rauchend von der mit bemoosten Fugen durchsetzten, gefliesten Terrasse der Einrichtung über die endlosen Stoppelfelder unter dem grauen, oberbayerischen Herbsthimmel geblickt hatten und er gesagt hatte, ja, vielleicht, warum nicht, das hier könnte was sein. Und eine Stunde später hielten wir vorm Bachwirt, er stieg aus, aus dem Auto unseres Vaters, das wir für diesen Ausflug geliehen hatten, und plötzlich veränderte sich die Intensität des Atmosphärendrucks, oder der Anziehungskraft, oder des Lichts, ich weiß nicht was, aber etwas war nun anders, und plötzlich konnte ich freier atmen, und ihm ging es wahrscheinlich genauso. Wenn ich heute, mehr als sieben Jahre nach unserem letzten gemeinsamen Abend, in dem alten Fotoalbum blättere, das ich vor ein paar Tagen aus dem Keller geholt habe, mit dem Ziel, mehr über meinen Bruder zu erfahren und über unser Verhältnis, erkenne ich in manchen Bildern vertraute Muster wieder, die mich beruhigen, die Art, wie ein Mundwinkel hochgezogen wird oder eine Schulter hängen gelassen, das Vorsichtige, Abwartende in seinen Augen, wie er ein Bein über das andere legt oder eine Hand auf den Tisch, und es gelingt mir, eine Verbindung herzustellen zwischen dem schüchternen Jungen auf den ordentlich eingeklebten Fotografien und dem lauten Mann in der Wolke aus Liebe und Wut, mit dem ich so manche Nacht durchwacht habe auf der Suche nach den richtigen Worten für das, was in uns und um uns herum geschah. Auf dem Bild, das mir früher am meisten bedeutet hat, sitzen wir nebeneinander am Frühstückstisch, ich bin wohl in etwa drei Jahre alt, vielleicht auch erst zwei, und er demnach vier- oder fünfzehn, er trägt einen blauen Morgenmantel, ich eine schwarze Latzhose, hinter uns steht das Klavier, auf dem er, wie ich mich dunkel erinnere, später noch ab und zu spielte, und obwohl wir uns in einem geschlossenen Raum befinden, ist ein Regenschirm aufgespannt über uns, und der Griff dieses Regenschirms ruht in der Faust meines Bruders. Ein anderes Bild in jenem Album muss auf einer Urlaubsreise aufgenommen worden sein, man sieht ein weißes Auto neben Palmen und auf dem Autodach mich, und ich krabble gefährlich nahe an der Beifahrerseite herum, während mein Bruder mit besorgtem Gesicht an der Fahrertür steht und sich quer über das Dach streckt, um mich an meinen kleinen Beinen zu halten. Die übrigen Bilder zeigen meinen Bruder alleine, und auch wenn ich die meisten Orte nie selbst zu Gesicht bekommen habe, fühlt sich vieles von dem, was ich sehe, vertraut an aus seinen Erzählungen oder denen meiner Eltern, zum Beispiel das Hauptportal der Psychiatrischen Klinik in der Nussbaumstraße, in der er seinen Zivildienst geleistet hat, mit dem Schild aus Sandstein, auf dem immer noch Königliche Psychiatrische Klinik München steht, und obwohl sein Lächeln daneben etwas lustlos wirkt und man sofort sieht, dass er dazu aufgefordert wurde, für ein Erinnerungsfoto vom ersten Tag im neuen Dienst, leuchten seine Augen umso heller, und es scheint mir heute, wenn ich den schlanken, hochgewachsenen jungen Mann mit den vollen Lippen und dem braunen, gerade gescheitelten Haar betrachte, vollkommen glaubwürdig, dass immer wieder Schwesternschülerinnen anklopften bei ihm, hereinkamen und manchmal blieben, im Bereitschaftszimmer, damals, wenn er im Nachtdienst war. Ich meine mich zu erinnern, wie er mir von dieser Zeit erzählte, an einem unserer zahlreichen anderen Abende im Bachwirt, und er gab offen zu, dass er es früher sehr genossen habe, schön gefunden zu werden, freundlich, lustig oder charmant, vor allem von Menschen, die er selber schön fand, freundlich, lustig oder charmant, oder von denen er wusste, dass andere sie so bezeichneten, und er habe damals jedes Mal, wenn sich jemand in ihn verliebte, das Gefühl gehabt, er sei auserwählt, der immer gleiche Gedanke habe nach und nach von ihm Besitz ergriffen, hier ist ein ganz besonderer Mensch, denn dieser Mensch hat bemerkt, dass ich etwas ganz Besonderes bin, und er habe sich plötzlich verpflichtet gefühlt, das unwahrscheinliche Glück, das die Welt diesem Menschen bereitet hatte, indem sie ihn mit ihm, meinem Bruder, zusammenführte, nicht zu enttäuschen, eine Verantwortung, unter der dann jede einzelne seiner Beziehungen früher oder später zerbrach. Aber angeblich sei niemals er es gewesen, der ging, er habe immer gewartet, bis die anderen merkten, dass es vorbei war, die Klassenkameradinnen und Krankenschwestern, die Dozentin der Schauspielschule, bei der er sich bewarb, die Kellnerinnen und Wirtinnen der Gaststätten, in denen er später arbeitete. Ein anderes Bild zeigt ihn mit ungefähr dreizehn Jahren, während einer Aufführung der Schultheatergruppe, er gibt den Teukros in *Helena* von Euripides, so steht es jedenfalls daneben, Bühnenbild und Kostüm lassen keine Schlüsse zu, mein Bruder trägt einen schwarzen Rollkragenpullover und eine blaue Jeans, hinter ihm ist ein großes weißes Tuch aufgespannt, das Bild muss gemacht worden sein, kurz bevor oder kurz nachdem er den Mund öffnete, um etwas zu sagen, die seltsam gekrümmte

Hand wie der Rest einer großen Geste oder ihr zögerlicher Beginn. Und auch das Bild, das ihn im Anzug zeigt, an seinem ersten Tag als Lehrling bei der Firma Messerschmitt-Bölkow-Blohm, wirkt wie eine unwahrscheinliche Behauptung, nicht nur weil der etwas weit sitzende Anzug viel zu elegant und stilvoll aussieht für meine Vorstellung von einem Auszubildenden, auch die Haare scheinen etwas zu hell zu sein, so als hätte er sie gebleicht, und wenn mein Bruder nicht im Windfang unseres Hauses stehen würde und eine lederne Gymnasiasten-Aktentasche in der Hand hielte, könnte man ihn für den Sänger einer dieser stilbildenden britischen Bands aus den Achtzigern halten, deren Namen niemand mehr kennt. Als ich, immer noch ungläubig, zum zweiten Mal das Wort Messerschmitt lese unter dem Bild, fällt mir wieder ein, wie er einmal sagte, dass er beim besten Willen keinen Unterschied feststellen konnte zwischen seinen Gründen, sich bei einer Schauspielschule vorzustellen, und denen, die ihn zu einem Hubschrauberhersteller mit bewegter Vergangenheit trieben, die Gedanken an seine Zukunft hätten sich damals angeblich einfach auf jene zwei Wörter beschränkt, Schauspieler und Industriekaufmann, und auch wenn beim einen mehr Ruhm mitschwang und mehr Abenteuer, beim anderen dafür mehr Sicherheit, Geld und Struktur, leisteten beide für sein Bedürfnis nach Identität und Zugehörigkeit exakt dasselbe, boten ihm beide Namen für sein zu erwartendes Tun, wie er sagte, eine Richtung für seine

Träume, eine Entschuldigung für seine Existenz. Der einzige Unterschied zwischen dem Studienplatz an der Schauspielschule und der Lehrstelle bei MBB sei dann gewesen, dass er Letztere bekommen habe, in Ottobrunn, wie mein Bruder betonte, und er habe die Ausbildung zunächst erleichtert und motiviert angetreten und sei in eine Wohngemeinschaft gezogen mit anderen Auszubildenden, aber schon bei der Kick-off-Veranstaltung zum Start der Motivationswoche auf einer Burg in Ostwestfalen habe er gemerkt, dass er hier falsch war, von achtzig anwesenden Jugendlichen war er der einzige, der auf die Frage eines jungen, dynamischen Betreuers aus der Abteilung Human Resources nach seiner Lieblingsjahreszeit Herbst geantwortet hatte. Es war in der Einsamkeit eines Achtbettzimmers in der ehemaligen Ritterburg, die der Konzern eine Woche lang für seinen Nachwuchs gemietet hatte, wo mein Bruder, noch während die Willkommensparty in vollem Gange war, in der unteren Etage des Stockbetts liegend entschied, am nächsten Morgen vor Sonnenaufgang nach Hause zu fahren. Bald darauf schrieb er sich für Geschichte ein, weil sein Abitur nicht gut genug war für Germanistik, was er zunächst hatte studieren wollen, weil ihm immer wieder unzusammenhängende Fetzen des Vorsprechtextes von der Schauspielschule eingefallen waren, in den seltsamsten Situationen, und dann schrieb er eine Weile Gedichte, die er erst an Verlage schickte, dann, als die erhoffte Resonanz ausblieb, an Zeitschriften, die auch nicht reagierten, und schließlich an eine Werbeagentur, die einen Praktikanten suchte und ihn sofort einstellte. Er habe sich oft gefragt, sagte er mir einmal, woher das Vergnügen kam, das er spürte, wenn er mit Worten hantierte, oder eher die Erleichterung, selbst wenn er dabei so tun musste, als ginge es ihm wirklich darum, eine Lebensversicherung zu verkaufen oder ein Auto, und erst als sich seine Formuliersucht nach und nach immer mehr loslöste von den Dingen, von denen sie handelte, sei ihm bewusst geworden, was es eigentlich war, das ihm Freude machte, und dass es auch bei den Listen, die er als Kind erstellt hatte, von seinen materiellen Gründen fürs Glücklichsein, letzten Endes nur darum ging, wie das klang, was er schrieb, wenn man es laut und deutlich, Wort für Wort vorlas. Und genau das, diese seltsame Musik, die aus unseren Mündern kommt, wenn du und ich einander die Welt beschreiben und uns gegenseitig von ihr erzählen, das ist es halt, was man Deutsch nennt, sagte er einmal zu mir, mit einer Mischung aus Wut und Resignation, und was kann ich denn dafür, dass ich diese Musik gerne höre? Auf einem anderen Bild sieht man meinen Bruder von hinten, er sitzt am Klavier, und obwohl ich nicht weiß, und es ehrlich gesagt sogar bezweifle, dass es an dem Tag aufgenommen wurde, den ich mit diesem Bild verbinde, oder überhaupt in dem Jahr, ist es für mich zur ersten Einstellung eines Films geworden, der immer wieder in mir abläuft, in den unpassendsten Momenten, scheinbar vollkommen ohne Grund. Mein Bruder sieht sehr schmal aus und brav, wie er da an dem großen, dunklen Instrument sitzt, er trägt einen weißen Hemdkragen über einem schwarzen Pullover, und in meinem Film spielt er dann eine langsame, gefühlvolle Melodie, Beethoven oder Bach, und dann höre ich unseren Vater, der mit sanfter Stimme hilfreiche Hinweise gibt, sitz gerade, spiel langsamer, schneller, natürlich nur an Stellen, an denen es nicht zu sehr stört, in einer Tonlage, die perfekt zu dem Stück passt, das mein Bruder gerade spielt, er spielte gut früher, wie es manchmal immer noch heißt in unserer Familie, und er spielte grundsätzlich auswendig, weil er im Notenlesen ein wenig langsam war, und dann kommt der Moment, in dem er sich plötzlich verspielt, nur ein einziger falscher Ton, aber genug, um ihn herauszureißen, und er weiß nicht mehr weiter, bricht ab, klappt den Deckel zu und steht auf, aber unser Vater, der auf dem Sofa sitzt und durch das große Fenster in den Garten sieht, sagt, spiel weiter, und mein Bruder sagt, nein, ich kann nicht, und unser Vater sagt, doch, du kannst. Und nach kurzem Zögern setzt sich mein Bruder wieder hin, öffnet langsam den Deckel und starrt auf die Tasten, und die Stille wird länger und länger, und mein Vater sieht aus dem Fenster und mein Bruder auf die Tasten, und keiner von beiden sagt ein Wort, also krieche ich unter dem Esstisch hervor, wo ich in meiner Erinnerung immer liege, wenn mein Bruder spielt, und mit weichen Knien gehe ich langsam auf ihn zu und auf das Klavier, und mein Vater sieht immer noch aus dem Fenster und mein Bruder auf die Tasten, und plötzlich stehe ich neben ihm und hämmere so fest und so schnell, wie ich kann, mit beiden Fäusten auf die tiefen Töne ganz links, und dann höre ich erst unseren Vater lachen, mitten hinein in den Lärm, und dann auch meinen Bruder, direkt neben mir, und er fährt mir mit seinen Fingern durchs Haar. Ein anderes Bild zeigt meinen Bruder mit einer umgedrehten Baseballmütze, ein Anblick, der in den frühen Achtzigerjahren in Deutschland noch relativ selten war, und neben ihm steht ein großer, muskulöser dunkelhäutiger Mann mit nacktem Oberkörper und wirrem Blick, und mein Bruder hält ein Mikrofon in der Hand, und im rechten Teil des Bildes sieht man Jugendliche, die die Hände heben, einige scheinen zu springen. Mein Bruder war der erste Anhänger von Run DMC im Wittelsbacher Gymnasium in München, er hatte sogar eine kleine Rap-Gruppe gegründet, ein Duo, mit Lamar, dem Sohn eines GIs aus der McGraw-Kaserne in Obergiesing, den er auf einem texanischen Heimatfest kennengelernt hatte, wohin er mit seiner Mutter gegangen war, sie nannten sich *Military Intelligence* und reimten an gegen die damals schon lange erfolgte Wiederbewaffnung Deutschlands und gegen die Diskriminierung türkischer Gastarbeiter, auf Englisch, mein Bruder vor allem, Lamar schrie nur hier und da unterstützend herum und tanzte mit nacktem Oberkörper, und einmal wurde ihnen, wie mein Bruder mir später berichtete, mit einer Mischung aus Heiterkeit und Empörung, bei einem Auftritt zum Abschluss des Schuljahres in der großen Turnhalle, als die Hälfte der Eltern kopfschüttelnd aus dem Saal gelaufen war, der Strom abgestellt, und er schilderte mir ausführlich, wie sie damals laut schreiend Zensur und Unterdrückung beklagt hätten, wie sie geschimpft hatten auf die da oben, die Reichen, die Mächtigen, das System, obwohl die Entscheidung, den Strom abzustellen, nachdem die Mitglieder von *Military Intelligence* weder auf freundliche Bitten noch auf klare Aufforderungen reagiert hatten, von einer sechzehnjährigen Schülersprecherin gefällt worden war und obwohl im Grunde sowieso niemand verstanden hatte, wovon mein Bruder da eigentlich sprach, mit seiner damals noch hohen Stimme und dem texanischen Akzent, verwaschen vom Hall und vom Dröhnen des billigen Mikrofons, immer wieder unterbrochen von heftigen Rückkopplungen. Zwei weitere Bilder fallen mir merkwürdigerweise erst heute auf, entweder weil ich sie bisher nie bewusst angesehen oder weil ich sie schon lange vergessen habe, das eine zeigt meinen Bruder breit grinsend, im Alter von ungefähr zehn, auf dem Balkon eines Hotels in Mailand oder Lecce, und die schmalen Schlitze, zu denen sich seine fast geschlossenen Lider zusammenziehen, scheinen die gleiche Form zu haben wie sein breiter, leicht nach oben gezogener Mund, und obwohl sein Lächeln auf diese Weise multipliziert wird und aus dem Bild zunächst nichts spricht als Freude, eine kindliche, herzliche Frechheit, Stolz vielleicht, über einen erfolgreich begangenen Streich, ist es mir unmöglich, mir den Ausdruck seiner hinter diesem Lachen verborgenen Augen vorzustellen. Die andere Aufnahme ist auf den ersten Blick wirklich unspektakulär, aber sie ist es, die heute auf mich am stärksten wirkt, auf ihr ist mein Bruder der daneben geschriebenen Jahreszahl nach elf Jahre alt, wozu sein schmaler Körper und die schüchterne, gebückte Haltung auch passen, aber in seinem Gesicht ist eine kühle, abwartende Schönheit, die älter wirkt, wissender, obwohl sein direkt in die Kamera gerichteter Blick noch nicht entschieden zu haben scheint, ob er streiten will oder gefallen, und es ist nicht nur das leicht Bedrohliche in seinen Augen, das die Szene für mich so unheimlich macht, der Widerspruch, den ich zu spüren meine, zwischen seinem lauernden Ausdruck und den auf der Fensterbank hinter ihm ordentlich aufgereihten Topfpflanzen, es ist vor allem die Tatsache, dass vor ihm auf dem Tisch ein aufgeschlagenes Fotoalbum liegt, genau wie vor mir, jetzt, in diesem Moment, und plötzlich scheint es mir, als wäre in seinem Blick auch so etwas wie Spott über den Versuch eines Menschen, zurückzugehen in der Zeit, auf der Suche nach Antworten, Verständnis oder Vergebung, in einem Buch voller alter Bilder, mit unruhigen Augen verlassene Orte und verblassende Farben streifend, die Hand am unteren Rand der Seite, bereit, umzublättern. Neulich träumte ich von ihm.

Wir saßen wieder im Bachwirt, vor uns lag ein zerknittertes Bild von Botticellis frisch restaurierter *Beweinung Christi*, im Kulturteil der Zeitung, und der Artikel daneben berichtete, wie mein Bruder mir mit einer gewissen Begeisterung erzählte, davon, dass durch einen Zufall entdeckt worden war, dass frühere Restauratoren in der Absicht, das in ihren Augen alte, verblassende Bild des berühmtesten Toten der Menschheit in bunteren, lebendigeren Farben strahlen zu lassen, zu grelleren Tönen gegriffen hatten bei ihrer Arbeit an der angeblichen Wiederherstellung des Originals, allerdings waren ihre Farben minderwertiger als das, was Botticelli benutzt hatte, so dass das Bild, dessen Ruhm sie hatten retten wollen für die Nachwelt, kaum dass sie selber tot waren, schneller und tiefer in die Dunkelheit zu stürzen schien als vor dem Moment, in dem sie beschlossen hatten, es zu bewahren. Ein paar Münchner Fachleute hätten jetzt jedenfalls in einem unglaublich vorsichtigen, langsamen, teuren und zeitaufwendigen Verfahren jene falschen Schichten eine nach der anderen abgetragen, behutsam scheint ein viel zu triviales Wort zu sein für die Anforderungen an eine solche Arbeit, sagte mein Bruder, bis sie nicht nur auf die Originalstriche des Meisters stießen, sondern auch zeigen konnten, dass seine Farben in Wahrheit viel natürlicher, klarer und kühler wirkten als die überfrachtete, kontaminierte Vorstellung, die man aufgrund der zahlreichen dilettantischen Restaurationen in der Vergangenheit von seinem Gemälde hatte, und jetzt endlich, so schreibe der Kunstkritiker sinngemäß, wie mein Bruder gespielt geheimnisvoll raunte, sei das Bild wieder genauso schön, wie es immer gemeint gewesen war. Ich betrachtete die Fotografie des Gemäldes eine Weile, und ich war tief beeindruckt von dem Gefühl der Schwere, das der gebogene leblose Körper ausstrahlte und dessen Sog verstärkt wurde von den sich ihm in ihrer Trauer gekrümmt entgegenstemmenden Lebenden, es verunsicherte und begeisterte mich gleichermaßen, wie es dem Maler gelungen war, die harte, brutale, langweilige Physik einerseits zu verbergen in Formen und Farben und sie andererseits zur einzigen, allmächtigen Herrin auf Erden zu erheben, eine Huldigung des ewigen Fallens. Ich zündete mir eine Zigarette an, ohne meinen Blick von dem Bild zu lösen, als mein Bruder die Zeitung zu sich drehte und umblätterte, zum Sportteil, zum Super-Bowl-Sieg der *New England Patriots* und einem großen Bild mehrerer aufeinanderliegender, in Plastik und Polster geharnischter Unterhaltungskrieger, und als er seinen Unmut ausdrückte, darüber, dass dieser absurde Sport, der seinen Nationalismus ja sogar in seiner offiziellen Bezeichnung zur Schau trägt, nun auch in Europa so viel Aufmerksamkeit bekommt, sagte ich gedankenverloren, *Ami, go home*. Er lächelte sofort, mit den Lippen, seine Augen nahmen nicht teil an der von seinem Verstand verordneten Reaktion seines Gesichts, und obwohl er weiterhin neben mir saß und in der Zeitung blätterte und nach den Fußballergebnissen der drei oberen Ligen nun auch die Volleyball-Spiele und Curling-Turniere aus dem Landkreis überflog und dann sogar die Kleinanzeigen für Urlaubsreisen und Auslandsimmobilien, fühlte ich mich plötzlich seltsam allein, und als er dann wortlos aufstand und hinter der Tür zur Toilette verschwand, hatte ich einen Moment lang Angst, er würde nie mehr zurückkommen. Dann kam er zurück. Sowie er saß, fragte ich ihn, wie es seinem Kind gehe. Er antwortete mit ruhiger, gefasster Stimme, dass Lisha von einem Tag auf den anderen seine Anrufe nicht mehr erwidert habe, nur einmal habe er noch eine Nachricht von ihrer Nummer erhalten, eine laute Männerstimme krakeelte auf seiner Mailbox, er solle sie gefälligst in Ruhe lassen, aber das sei schon in Ordnung, es mache ihm nichts, sagte er, er habe sich ja alles genau ausgemalt, und es sei so wahrscheinlich viel schöner gewesen als in echt. Er sagte, dass das Kind mit dem Kopf nach oben gelegen sei im Bauch seiner Mutter, und es hätte nicht den Anschein gemacht, als würde es sich noch drehen, und deswegen sei eine Operation geplant worden, um sein Kind auf die Welt zu holen, ein Kaiserschnitt, also hätten Lisha und er den genauen Geburtstermin gekannt und sich am Vorabend noch ein Bier geteilt und eine Zigarette am offenen Küchenfenster, und sie hätten sich abwechselnd zuversichtlich angelächelt oder nervös hinausgeblickt in den dunklen Herbst, dann hätten sie geschlafen. Am nächsten

Morgen seien sie langsam zum Bus gelaufen, sehr langsam, schwangerer als Lisha habe man kaum sein können, wie er sagte, mit einem einzigen Kind, und dann saßen sie im Bus und atmeten durch, und nach der Place de la Fontaine kam die Seevorstadt und dann der Funiculaire, und dann ging es steil bergauf Richtung Spitalzentrum Biel. In meinem Traum fiel mir nicht auf, wie merkwürdig es war, dass die Geburt des Kindes in genau der Stadt geschehen sollte, in der ich damals lebte, und ich dachte natürlich auch nicht daran, dass der Hang, den Lisha und er im Bus hinauffuhren, derselbe war, den ich bestiegen hatte, an meinem dreiunddreißigsten Geburtstag, als man meinen Bruder tot aufgefunden hatte. Sie würden sich langsam an den zahlreichen Lichtern der bergab in die Stadt hineinströmenden Pendler aus den höher gelegenen Jura-Plateaus und den hinteren Tälern vorbei über den Nebel erheben, beide auf eine gute Art schweigsam, konzentriert und ruhig, und kurz darauf würden sie das kleine Herz in einem erstaunlichen Tempo aus den Lautsprechern des Ultraschallgeräts schlagen hören. Dann müsste Lisha in den OP und er in die Umkleide, ganz in Grün würde er gleich darauf neben ihrem Kopf sitzen, sie würden sich ansehen, sich fest an der Hand halten, und dann würde es losgehen, hinter dem weißen Tuch, das die Chirurgen kurz unterhalb ihres Brustkorbs quer über die Liege gespannt hätten, um den klaffenden Schnitt durch Haut, Fett und Muskeln zu verbergen, durch den sie ihr Kind herausheben würden aus Lishas Bauch. Am liebsten denke er an den ersten Schrei, sagte mein Bruder, diese unvergleichliche Macht, mit der das Leben sich Raum nehme von der ersten Sekunde an, um in der zweiten schon immer da gewesen zu sein. Und in den aufgerissenen Augen des anderen, in die sie sehen würden, in dem Moment, da sie zum ersten Mal die Stimme ihres Kindes hörten, sagte er, wären Liebe und Hoffnung und Angst alles und eins. Und dann würde das Kind auf der Brust Lishas liegen, Haut an Haut, schnell Nähe herstellen nach dem Hereingerissenwerden ins Licht, und ihre drei Köpfe wären ganz nah beieinander und wüssten für einen Moment alle genau gleich viel. Dann wären die Ärzte nervös geworden, im OP sei es zu kalt für ein Neugeborenes, und außerdem hätten sie Lisha zunähen müssen, solange sie noch nicht spürte, was da unten passierte. Das nächste Bild, das ihm in den Sinn komme, wenn er an die Geburt seines Kindes denke, ist endlich das Kind, wie es klein, schreiend und dunkelrot auf einer Art Stehpult mit Rollen liegen und für seine geringe Körpergröße erstaunlich laut brüllen würde und mit all seinen Gliedern um sich schlagen, und zwischen Schwester und Arzt, die das Neugeborene untersuchten, würde er ganz deutlich erkennen, was das vor allem anderen ist, Leben: Gewalt. Sie dürfen sie ruhig berühren, so erzählte er, würde er eine Stimme von irgendwo sagen hören, als Letztes, also würde er langsam nach vorne treten und seinen rechten Zeigefinger vorsichtig auf den kleinen Brustkorb legen, ungefähr da, wo das Herz ist. Sein Arm, sagte er, habe in diesem Moment kein Gewicht. Heute wohne ich an einer Ausfallstraße, es ist zwar ein wenig laut, aber nicht schlimm, es gibt auch zum Hof ein paar Fenster, und dort ist es grün und ruhig. Mein Kind, das ziemlich genau ein Jahr nach dem Tod meines Bruders geboren wurde, fühlt sich sehr wohl hier. Manchmal gehen wir zusammen Altglas entsorgen, Metall oder Papier. Wir nehmen dann den Vorderausgang zur Straße und wenden uns nach links. Schon nach wenigen Schritten kommt dort ein Zebrastreifen. Da stehen wir dann und sehen in Richtung der mit fünfzig Kilometern in der Stunde herannahenden LKW, SUV und normalgroßen Autos und versuchen, in den Augen der Fahrer frühzeitig zu erkennen, ob sie wohl bremsen werden für uns. Viele sehen uns erst, wenn sie bereits zu nah sind, um vor den gelben Streifen auf grauem Asphalt zu halten. Manchen von ihnen sieht man an, dass sie eigentlich gerne gehalten hätten, dass es ihnen leidtut, uns nicht früher gesehen zu haben, dass sie uns gerne über die Straße gelassen hätten vor ihrer Kühlerhaube, einen halben Meter entfernt von dem Plastik und Blech und Stahl um die von ihrem Fuß kontrollierten Explosionen. Einige sehen absichtlich weg, wenn sie uns entdecken, mit einer plötzlichen, künstlichen Kühle und Selbstsicherheit, die mich nicht ganz überzeugt und die ich für einen Schutzmechanismus halte, der verhindern soll, sich zu lange mit dem Umstand aufzuhalten, dass man vielleicht etwas falsch gemacht hat. Ich würde es jedenfalls so machen, glaube ich. Die allermeisten jedoch scheinen uns überhaupt nicht wahrzunehmen, zumindest wirken sie, als gäbe es gar keinen Zebrastreifen, und keine Menschen, die dort warten, um über die Straße zu gehen. Und dann hält doch jemand an, tatsächlich, einer bremst, die Stoßstange kommt immer noch sehr schnell näher, und ich staune wieder einmal, wie er es dann doch noch schafft, auf den paar verbleibenden Metern vollständig zum Stehen zu kommen, dann der hinter ihm, dann der dahinter, dann alle anderen. Wir gehen rüber. Mein Kind und ich gehen langsam vorbei an dem Menschen, der für uns angehalten hat, umsummt vom Klang der gedrosselten Kraft von 60 oder 600 PS. Manchmal winken wir, um unseren Dank zum Ausdruck zu bringen, nein, Dank ist es eigentlich nicht, eher Anerkennung, ich sehe, dass es dich gibt, da hinter dem getönten Glas, und ich weiß, dass du uns gesehen hast und entschieden hast, auf uns zu reagieren, und darum reagieren wir nun auch auf dich. Einige winken zurück. Wenn wir dann vor den Containern ankommen, stelle ich als Erstes die Tasche mit unseren alten Flaschen ab, mit den Dosen und Zeitungen, alten Briefen und Rechnungen. Ohne die Hand meines Kindes loszulassen, beginne ich dann, den Inhalt der Tasche Stück für Stück in die dafür vorgesehenen Öffnungen fallen zu lassen, ich bücke mich, richte mich auf, bücke mich, richte mich auf, Metall zu Metall,

Glas zu Glas, Papier zu Papier. Glas haben wir am liebsten. Nach jeder Flasche warten wir eine Weile und lauschen, wie der Klang der Splitter verhallt.